静脉性疾病
聚桂醇硬化实用技术

主 编 郑月宏 梅家才

中国协和医科大学出版社

北 京

图书在版编目（CIP）数据

静脉性疾病聚桂醇硬化实用技术 / 郑月宏，梅家才主编. —北京：中国协和医科大学出版社，2021.6

ISBN 978-7-5679-1760-6

Ⅰ.①静… Ⅱ.①郑… ②梅… Ⅲ.①静脉曲张－诊疗 Ⅳ.① R543.6

中国版本图书馆CIP数据核字（2021）第111142号

静脉性疾病聚桂醇硬化实用技术

主　　编：郑月宏　梅家才
策划编辑：穆　红
责任编辑：顾良军
封面设计：许晓晨
责任校对：张　麓
责任印制：张　岱

出版发行　中国协和医科大学出版社
（北京市东城区东单三条9号　邮编100730　电话010-65260431）
网　　址：www.pumcp.com
经　　销：新华书店总店北京发行所
印　　刷：北京联兴盛业印刷股份有限公司
开　　本：787mm×1092mm　　1/16
印　　张：11.5
字　　数：250千字
版　　次：2021年6月第1版
印　　次：2021年6月第1次印刷
定　　价：128.00元

ISBN 978-7-5679-1760-6

编 委 会

名誉主编　管　珩

主　　编　郑月宏　梅家才

副 主 编　叶　炜　蒋劲松　林少芒　马玉奎　张　矛

编　　者　（按姓氏拼音排名）

　　　　　陈　泉　崔佳森　狄　奇　郭　磊　孟庆义

　　　　　秦增辉　冉　峰　杨　林　余新林　张万高

　　　　　朱越锋

学术秘书　杨小荣

主 编 简 介

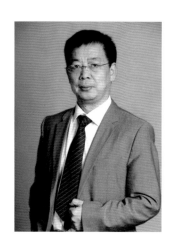

郑月宏
北京协和医院血管外科主任
教授、主任医师、医学博士、博士生导师
中国微循环学会副秘书长
中国微循环学会周围血管疾病专业委员会主任委员
亚太血管学术联盟（APA）会员大会主席
白求恩公益基金会血管分会主任委员
欧美同学会血管医师分会主任委员
《中华老年多器官疾病杂志》《血管与腔内血管外科杂志》
《中华外科杂志》等多家杂志的编委或通讯编委

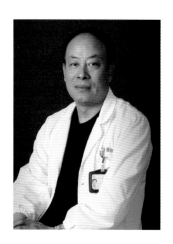

梅家才
上海交通大学附属第六人民医院血管外科主任
主任医师、教授
中国微循环学会理事
中国微循环学会周围血管疾病专业委员会全国静脉曲张学组主任
委员
白求恩公益基金会静脉曲张培训学院院长
中国医师学会血管外科分会腔静脉学组委员
中国医师学会血管倒流性疾病学组委员

序

我国血管外科多从骨科和普通外科分出来，是主要针对除脑血管、心脏血管以外的外周血管疾病的预防、诊断和治疗的新兴学科。近二十年来，我国血管外科（特别是血管腔内技术）迅猛发展，逐步接近并赶超世界先进水平。

静脉性疾病是血管外科医生的主要研究领域之一，也是各级医院医生们面对的主要血管外科疾病。作为常见的多发性疾病，静脉性疾病包括静脉功能不全、深静脉血栓形成、先天性静脉疾病等，其中原发性下肢静脉曲张最为常见，居血管疾病的首位。20世纪90年代，我国3位学者分别对15岁以上人群开展了下肢周围血管病的流行病学调查，静脉曲张的检出率分别是96.0%、96.3%和97.7%。

随着临床医学的发展与技术进步，腔内血管外科派生出来，从开刀到微创，变"抽筋扒皮"为"微创唯美"。以往因年龄大、基础疾病复杂而承受不了开放手术的患者现在可以选择微创治疗方法。

1999年，Min RJ等率先应用半导体激光闭塞大隐静脉曲张成功。此后，射频消融、TriVex静脉去除术、电凝术、泡沫硬化剂治疗和镜下穿通支结扎等微创技术先后应用于临床。由于上述微创技术均为解决某一部分曲张静脉而设计的，故在临床上使用单一技术解决下肢静脉曲张的病例不多，一般联合应用几种技术来治疗下肢静脉曲张。然而，许多微创技术仍处于推广阶段。

为了更好地体现"腔内治疗学"这一主旨，同时进一步推广静脉腔内微创治疗技术在广大基层医院的应用，郑月宏、梅家才教授组织国内血管外科、介入科多名专家对各类常见静脉疾病腔内治疗所使用的药品、器械、应用技术、操作步骤、术中注意事项及围手术期处理进行了详细阐述，这本《静脉性疾病聚桂醇硬化实用技术》遂得以成书。

《静脉性疾病聚桂醇硬化实用技术》图文并茂，内容丰富、实用，可帮助血管外科医生解决诸多临床实际问题。本书全面介绍了下肢静脉曲张、生殖静脉曲张、脉管性疾病的解剖生理和诊断要点，详细阐述了传统治疗方法和微创硬化新技术的联合开展以及并发症的预防及处理等。这些内容汇聚了我国静脉疾病治疗一线专家团队的经验，值得广大有志于开展静脉性疾病诊疗工作的医生细细品读。

2021年5月1日

前　言

　　静脉系统疾病主要包括下肢、生殖系统的静脉曲张和静脉畸形。静脉疾病多为慢性疾病，并以较严重的临床症状困扰着患者，影响患者身体健康、生活质量。

　　下肢浅静脉曲张是血管外科最常见的疾病，在成人中发病率达5%～15%。生殖静脉曲张（精索或卵巢静脉）可能是男性不育、女性盆腔淤血综合征的病因之一。静脉畸形（venous malformation，VM）是一种较为常见的先天性脉管发育畸形，体积较大的病灶可造成明显的外观畸形和功能障碍，如视野遮蔽、气道梗阻、进食困难、面部器官变形及关节功能障碍等。当前国际国内对于上述3种情况均已广泛开展泡沫硬化剂治疗。

　　泡沫硬化剂腔内注射属于静脉栓塞无创治疗技术，临床上使用聚桂醇泡沫硬化剂治疗静脉曲张和静脉畸形取得了较为显著的疗效。聚桂醇泡沫硬化疗法以其高效、无创、安全、平价的特点成为静脉疾病微创治疗领域具有里程碑意义的技术创新。

　　为了更好地总结和归纳静脉疾病的聚桂醇硬化治疗进展、广泛传播静脉疾病诊疗知识，编者组织了国内血管外科、介入科十余位活跃在临床一线的中青年专家，根据各家医院的特色和优势，结合各自丰富的临床治疗经验及对静脉硬化微创治疗进展的总结分析，共同撰写本书。这是他们多年来临床实践经验的总结，值得广大有志于开展静脉疾病诊疗工作的医生认真阅读和体会。

　　本书从静脉疾病的临床解剖、病理生理学，到腔内硬化治疗药物、治疗器械、常用技术，再到病例分享，进行了全景式论述。全书图文并茂，力求将下肢静脉曲张、生殖静脉曲张、静脉畸形等静脉疾病的诊断和治疗达到标准化、程序化，以便各位临床医生参考应用。

　　在此真诚地感谢各位编者在繁忙的临床工作之余笔耕不辍、辛苦付出。让我们共同努力，为中国静脉疾病的诊治作出更大贡献！

郑月宏　梅家才

2021年5月1日

目　录

理　论　篇

实　践　篇

理论篇

下肢静脉曲张疾病概述

叶　炜[1]　梅家才[2]　崔佳森[3]

（1．北京协和医院血管外科；2．上海交通大学附属第六医院外科；3．复旦大学附属华东医院血管外科）

一、下肢静脉解剖结构与血流动力学

1．下肢静脉

下肢静脉由深静脉、浅静脉、交通静脉和肌肉静脉组成（图1.1）。

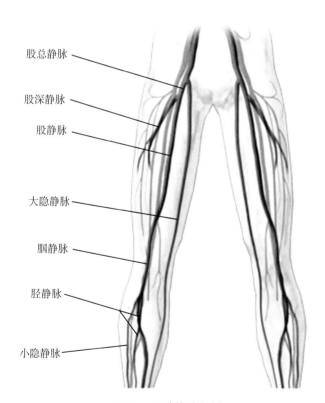

股总静脉

股深静脉

股静脉

大隐静脉

腘静脉

胫静脉

小隐静脉

图1.1　下肢静脉解剖

引自：[美]扎林斯，格韦尔特兹. 血管外科手术图谱. 王深明译. 北京：人民卫生出版社，2010.

3

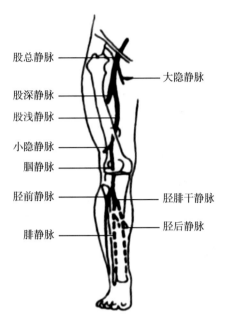

图1.2 下肢深静脉

股总静脉
股深静脉
股浅静脉
小隐静脉
腘静脉
胫前静脉
腓静脉
大隐静脉
胫腓干静脉
胫后静脉

引自：［美］扎林斯，格韦尔特兹. 血管外科手术图谱. 王深明译. 北京：人民卫生出版社，2010.

（1）深静脉 小腿深静脉由胫前、胫后和腓静脉组成。胫后静脉与腓静脉汇合成一短段的胫腓干，后者与胫前静脉组成腘静脉，经腘窝进入内收肌管裂孔上行为股浅静脉，至小粗隆平面，与股深静脉汇合为股总静脉。股深静脉主要位于大腿外侧，是股浅静脉闭塞后的重要侧支。股总静脉于腹股沟韧带下缘移行为髂外静脉（图1.2），再向上形成髂总静脉和下腔静脉。

（2）浅静脉 有大隐静脉、小隐静脉两条主干。大隐静脉是人体最长的静脉，起自足背静脉网的内侧，经内踝前方沿小腿和大腿内侧上行，在腹股沟韧带下穿过卵圆窝注入股总静脉。大隐静脉在注入股总静脉前，主要有五个分支：阴部外静脉、腹壁浅静脉、旋髂浅静脉、股外侧静脉和股内侧静脉（图1.3）。小隐静脉起自足背静脉网的外侧，自外踝后方上行，逐渐转至小腿屈侧中线并穿入深筋膜，注入腘静脉，也可通过一隐间静脉与大隐静脉沟通。

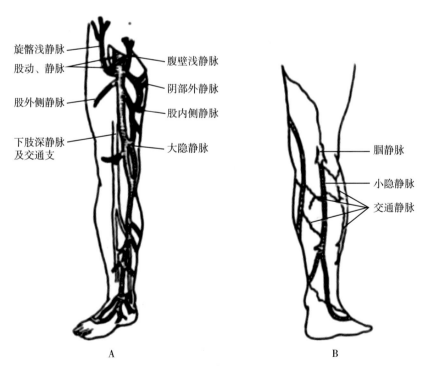

旋髂浅静脉
股动、静脉
股外侧静脉
下肢深静脉及交通支
腹壁浅静脉
阴部外静脉
股内侧静脉
大隐静脉

腘静脉
小隐静脉
交通静脉

A   B

图1.3 下肢浅静脉

A. 大隐静脉及其分支；B. 小隐静脉及其分支

引自：张培华，蒋米尔. 临床血管外科学. 第2版. 北京：科学出版社，2007.

（3）小腿肌间静脉　有腓肠肌静脉和比目鱼肌静脉，直接汇入深静脉（图1.4）。

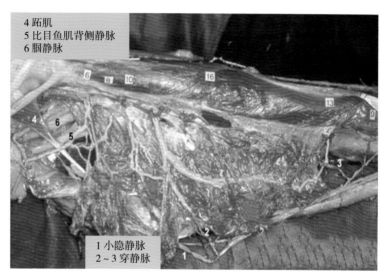

图1.4　小腿肌间静脉

蓝色为该静脉

引自：［美］扎林斯，格韦尔特兹. 血管外科手术图谱. 王深明译. 北京：人民卫生出版社，2010.

（4）交通静脉　又称穿支静脉。穿过深筋膜连接深、浅静脉。从解剖学上看，下肢的穿支静脉数量可多达150多条，大多数都有瓣膜，但是只有少数穿支静脉有重要的临床意义（图1.5）。

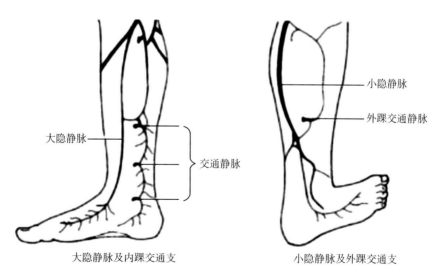

大隐静脉及内踝交通支　　　　　　小隐静脉及外踝交通支

图1.5　小腿浅静脉和交通静脉

引自：张培华，蒋米尔. 临床血管外科学. 第2版. 北京：科学出版社，2007.

2. 静脉壁结构

包括内膜、中膜和外膜。内膜由内皮细胞与内膜下层组成；中膜含有平滑肌细胞及结缔组织网，与静脉壁的强弱及收缩功能相关；外膜主要为结缔组织，内含供应静脉壁的血管淋巴管与交感神经终端。与动脉相比，静脉壁薄，肌细胞及弹力纤维较少，但富含胶原纤维，对维持静脉壁强度起重要作用。静脉壁结构异常主要因胶原纤维减少、断裂、扭曲，使静脉壁失去应有强度而扩张。静脉瓣膜由两层内皮细胞折叠而成，内有弹力纤维。正常瓣膜为双叶瓣，每一瓣膜包括瓣叶、游离缘、附着缘和交会点，与静脉壁构成的间隙称瓣窦（图1.6）。瓣窦部位的静脉壁较非瓣膜附着部位薄且明显膨出，使静脉外形如竹节状。周围静脉瓣膜数量越多，排列越密集。静脉瓣膜具有向心单向开放功能，关闭时可耐受200mmHg以上的逆向压力，足以阻止逆向血流。瓣膜结构异常可有：先天性，如小瓣膜、裂孔、缺如等；继发性，如血栓形成导致瓣膜破坏；原发性，长期逆向血流冲击，使瓣膜逐渐变薄、伸长、撕裂，最后发生增厚、萎缩。

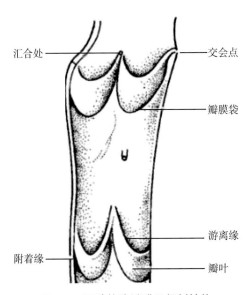

图 1.6　下肢静脉瓣膜及解剖结构
引自：张培华，蒋米尔. 临床血管外科学. 第2版. 北京：科学出版社，2007.

3. 血流动力学

静脉系统容纳的血液占全身血量的64%，因此又称为容量血管，是血液向心回流的通路，具有贮存血量、调节皮肤温度等重要生理功能。在下肢，浅静脉容纳的血液占回心血量的10%～15%，深静脉容纳的血液占85%～90%。下肢静脉血流能对抗重力向心回流，主要依赖于：①静脉瓣膜向心单向开放功能，起向心导引血流并阻止逆向血流的作用；②肌关节泵（muscular and articular pump）的动力功能，驱使下肢静脉血流向心回流并降低静脉压，因此又称"周围心脏（peripheral heart）"；③其他因素：胸腔吸气期与心脏舒张期产生的负压作用，对周围静脉有向心吸引作用；腹腔内压升高及动脉搏动压力向邻近静脉传递，具有促使静脉回流和瓣膜关闭的作用。

二、疾病概论

下肢静脉疾病是血管外科疾病的主要构成部分，在流行病学中静脉疾病的总体发病率和疾病复杂程度均要高于动脉系统疾病。静脉曲张作为下肢静脉疾病的最常见表现，其发生率更高。世界卫生组织的最新统计显示，中国存在1亿以上下肢静脉曲张患者，发病率为15%左右，每年新发病率为0.5% ～ 3%。

下肢浅静脉曲张是指由于下肢浅静脉瓣膜功能不全等原因，引起血液反流所致下肢浅静脉进行性扩张、迂曲。下肢静脉曲张可以无显著症状，也可伴有不同程度下肢酸胀、乏力等不适，但因其起病隐匿，进展缓慢，较少危及肢体存活或危及生命，多年以来一直被认为是"正常老化的必然趋势"而被忽略。下肢静脉曲张严重时可出现肢体水肿、色素沉着、皮肤湿疹、深静脉血栓、静脉性溃疡及曲张静脉破裂出血等。

根据下肢静脉曲张临床表现，诊断并不困难，下肢浅静脉曲张以大隐静脉（great saphenous vein，GSV）曲张最为多见。国外文献报道大隐静脉曲张患病率高达25%，国内文献报道成年男性和女性患病率分别为10% ～ 15%和20% ～ 25%。

有研究表明，下肢静脉曲张，尤其在晚期合并小腿静脉溃疡，可造成患者劳动能力丧失，严重影响患者的生活质量，其发生率随着年龄的增长而增加。

三、病理生理

下肢静脉疾病的血流动力学变化主要是主干静脉及毛细血管压力增高。前者引起浅静脉扩张，后者造成皮肤微循环障碍，引起毛细血管扩大和毛细血管周围炎及其通透性增加；纤维蛋白原、红细胞等渗入组织间隙及毛细血管内微血栓形成；由于纤溶活性降低，渗出的纤维蛋白积聚并沉积于毛细血管周围，形成阻碍皮肤和皮下组织摄取氧气和其他营养物质的屏障，造成局部代谢障碍，导致皮肤色素沉着、纤维化、皮下脂质硬化和皮肤萎缩，最后形成静脉性溃疡。由于血清蛋白渗出及毛细血管周围纤维组织沉积，引起再吸收障碍和淋巴超负荷，导致下肢水肿。小腿下内侧的皮肤、皮下组织的静脉血流，除了部分经隐静脉回流外，主要经交通静脉直接向深静脉回流。这一区域的深静脉血柱重力最大。交通静脉又在肌泵下方，当肌泵收缩时所承受的反向压力最高，容易发生瓣膜关闭不全。因此静脉性溃疡常特征性地出现于该区。当静脉内压力增高、浅静脉开始扩张时，外膜内感觉神经末梢受刺激，可有酸胀不适和疼痛感觉。

四、发病机制

下肢静脉血管壁软弱、静脉瓣膜关闭不全、静脉内压力增高等被认为是下肢静脉曲张发生、发展的主要危险因素。主要病理改变包括：①血管壁增厚；②纤维组织增多；③平滑肌增厚、萎缩；④弹力纤维消失等。弹力纤维是静脉壁细胞基质的主要成分，各种因素导致静脉壁中弹力纤维的含量降低，都会导致下肢静脉曲张的形成。

导致下肢静脉曲张发生的因素存在以下几种：

1. 下肢静脉高压

（1）由静脉瓣膜功能不全引起的反流：是导致下肢静脉高压的主要原因（77%～80%），可由于瓣膜本身的病变（如伸长、撕裂、瓣膜变薄及瓣叶黏附等）以及静脉壁结构改变所致（图1.7）。

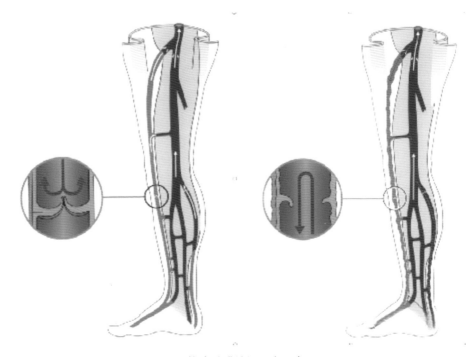

图1.7 静脉瓣膜关闭不全示意图

左：正常的下肢静脉瓣膜，可以阻挡血液反流　　　　右：下肢静脉瓣膜关闭不全，不能有效地
阻挡血液反流，导致静脉曲张

引自：陈孝平，汪建平，赵继宗. 外科学. 第9版. 北京：人民卫生出版社，2018.

（2）静脉回流障碍：因先天性或后天性因素（原发性深静脉瓣膜功能不全）导致近端静脉阻塞造成的回流障碍引起的静脉高压，包括深静脉血栓形成后综合征（post-thrombotic syndrome，PTS）、巴德-基亚里综合征（Budd-Chiari syndrome，BCS）、下腔静脉综合征（inferior vena caval syndrome）等。

（3）髂静脉压迫综合征（也称Cockett综合征或May-Thuner综合征）；先天性静脉畸形骨肥大综合征（K-T综合征）等。

（4）腓肠肌肌泵功能不全：肌泵是下肢静脉回流的动力来源，腓肠肌的收缩可排出超过小腿总容量60%的静脉血，使静脉压下降。腓肠肌的收缩能力、前负荷与后负荷的变化都会对肌泵的效能产生影响。若静脉瓣膜功能不全，肌泵活动降低静脉压的作用被削弱。若合并交通静脉瓣膜功能不全，腓肠肌收缩产生的高压静脉血可反流至浅静脉系统及皮肤微循环系统。此外，踝关节活动受限也会影响肌泵的功能。

（5）静脉微循环受损：静脉高压传递至微循环导致毛细血管床变形以及内皮间隙增宽、通透性增高，组织间隙液体、代谢产物等聚积引起皮肤病理性损害；腓肠肌的毛细血管床损害，则使小腿肌泵功能减退。

五、诊　　断

主要诊断方法如下。

（1）病史询问和体检：通过详细的病史询问和体检，了解疾病的临床症状和体征。

（2）大隐静脉瓣膜功能试验（Trendelenburg试验）、深静脉通畅试验（Perthes试验）、交通支瓣膜功能试验（Pratt试验）：大隐静脉瓣膜功能试验（即屈氏试验），用来判定隐股静脉瓣膜和大隐静脉瓣膜功能是否完善，对推断交通静脉有无功能不全有一定意义，但不能说明大隐静脉曲张是原发性还是继发性，因此无法判明病因。深静脉通畅试验即潘氏试验，用来判断深静脉是否通畅，但即使证明深静脉回流受限，也不能确定病变部位、范围和程度。交通支瓣膜功能试验可依次检查下肢任何节段是否存在反流的交通静脉，但无法准确定位反流交通支。因此，这3种传统的物理诊断检查方法只能作为门诊初步筛选检查，并不能作为诊断和指导治疗的依据。

（3）彩色多普勒超声检查：血管多普勒超声检查可以明确诊断静脉有无阻塞和反流。反流时间的测定可对反流程度进行量化：>0.5秒即可诊断有反流，>1.0秒为轻度反流，>2.0秒为中度反流，>3.0秒为重度反流，同时应参考反流速度。超声是下肢静脉疾病首选的辅助检查手段。当依据病史和体格检查无法判定静脉疾病性质时，此检查能提供可靠的诊断依据，具有安全、无创、无放射性损害、方便快捷、重复性强、准确率高等特点。多普勒检查在美国血管外科协会（Society for Vascular Surgery，SVS）和美国静脉论坛（American Venous Forum，AVF）公布的指南中获得1A级推荐。

（4）静脉造影（包括顺行和逆行静脉造影）　静脉造影是检查静脉系统病变最可靠的方法，对于深静脉瓣膜功能不全和先天性下肢静脉发育畸形仍有不可替代的优势，能够直观地反映出下肢静脉的形态和病变部位。但因为造影是有创检查，不建议作为常规的首选检查方法。如果彩超高度怀疑有较重反流或梗阻而诊断不明确，或需要进行介入治疗的，可根据具体情况选择顺行造影或逆行造影。

六、下肢静脉曲张CEAP分类系统及临床症状

1. CEAP分类

CEAP［临床表现（C）、病因学（E）、解剖学（A）及病理生理学（P）］分类是国际公认的用以描述慢性静脉疾病（CVD）患者的分类系统，并且用以描述血管外科CVD的临床研究结果，能作为下肢静脉疾病的相关证据。

2020年，一支由美国静脉论坛（American Venous Forum）于2017年5月创建的CEAP任务小组，基于CEAP四项基本原则，对当前的分类系统进行批判性分析，并提出了修订建议，即2020年的新版CEAP分类系统，见表1.1～表1.4（图1.8）。

表1.1　2020年版CEAP分类系统临床分级

临床分级	描　述
C_0	无可见或明显的静脉疾病征象
C_1	毛细血管扩张或网状静脉
C_2	静脉曲张
C_{2r}	反复静脉曲张
C_3	水肿
C_4	继发于慢性静脉疾病的皮肤和皮下组织的改变
C_{4a}	色素沉着或湿疹
C_{4b}	脂皮硬化症或白色萎缩症
C_{4c}	环状静脉扩张
C_5	愈合的静脉溃疡
C_6	活动性静脉溃疡
C_{6r}	复发性、活动性静脉溃疡

表1.2　2020年版CEAP分类系统病因分级

病因分级	描　述
E_p	原发性
E_s	继发性
E_{si}	继发性－静脉内病因
E_{se}	继发性－静脉外病因
E_c	先天性
E_n	病因未知

表1.3　2020年版CEAP分类系统病理生理分级

病理生理分级	描　述
P_r	反流
P_o	阻塞
$P_{r,o}$	反流和阻塞
P_n	未查明病理生理情况

表1.4 2020年版CEAP分类系统解剖分级

解剖分级			描 述
A_s		浅静脉	
	旧	新	描述
	1.	Tcl	毛细血管扩张
	1.	Rct	网状静脉
	2.	GSVa	膝上大隐静脉
	3.	GSVb	膝下大隐静脉
	4.	SSV	小隐静脉
		AASV	前副隐静脉
	5.	NSV	非隐静脉的其他浅静脉
A_d		深静脉	
	旧	新	描述
	6.	IVC	下腔静脉
	7.	CIV	髂总静脉
	8.	IIV	髂内静脉
	9.	EIV	髂外静脉
	10.	PELV	盆腔静脉
	11.	CFV	股总静脉
	12.	DFV	股深静脉
	13.	FV	股静脉
	14.	POPV	腘静脉
	15.	TIBV	小腿（胫）静脉
	15.	PRV	腓静脉
	15.	ATV	胫前静脉
	15.	PTV	胫后静脉
	15.	MUSV	肌肉静脉
	16.	GAV	腓肠肌静脉
	16.	SOV	比目鱼肌静脉
A_p		穿通支	
	旧	新	描述
	17.	TPV	大腿穿通静脉
	18.	CPV	小腿穿通静脉
A_n		未确认静脉解剖位置	

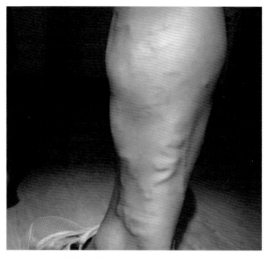

A　C_2 下肢浅静脉扩张、迂曲，下肢沉重、乏力感

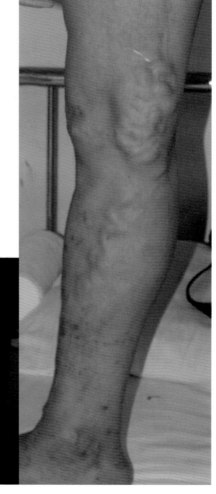

B

C_3 水肿

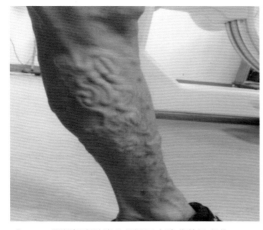

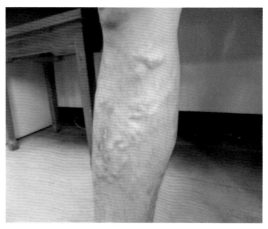

C　　C_4踝部轻度肿胀和足靴区皮肤营养性变化　　　　D　　　　　　C_5可治愈性溃疡

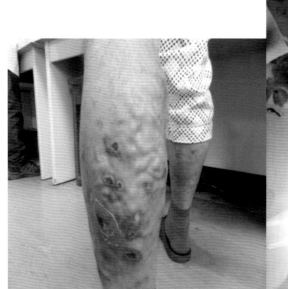

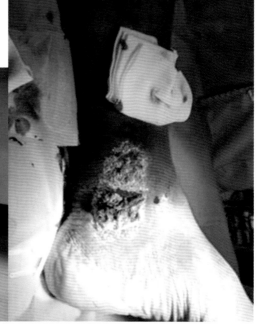

E　　　　　　　　　C_6皮肤色素沉着、皮炎、湿疹、皮下脂质硬化和溃疡形成

图1.8　CEAP分类系统临床分级

引自：张培华，蒋米尔. 临床血管外科学. 第2版. 北京：科学出版社，2007.

2. 临床症状

（1）表层血管像蚯蚓一样曲张，明显凸出皮肤，曲张呈团状或结节状。

（2）酸胀、疼痛和沉重感；皮肤有色素沉着，颜色发暗；皮肤有脱屑、瘙痒；足踝有水肿。这组症状是静脉高压的特征性表现。由于静脉压增高，浅静脉扩张，静脉外膜感受器受到刺激，下肢出现乏力、酸胀、胀痛，疼痛、酸胀和沉重感，多见于站立或行走后。休息或抬高肢体后可以缓解或消失。

（3）肢体有异样的感觉：肢体发冷，肢体潮热，皮肤有针刺感，奇痒感。

（4）表皮温度升高，有疼痛和压痛感。

（5）趾（指）甲增厚，变形，生长缓慢或停止。

（6）坏疽和溃疡产生。

（7）下肢皮肤营养性病变：由于患肢静脉压力的持续增高，一段时间后会在小腿出现皮肤色素沉着、皮炎、湿疹、溃疡等皮肤营养性病变。由于足靴区静脉网丰富、静脉管壁薄弱、皮下组织少等解剖学特征，皮肤营养性病变更多见于足靴区。

（8）血栓性浅静脉炎：曲张的静脉内血流相对缓慢，轻微外伤后就容易激发血栓形成，继发感染性静脉炎及静脉周围炎。最典型的症状是患肢突然疼痛，严重者不能行走，在曲张的浅静脉突然出现红、肿、热、痛的表现，局部可以触及硬结甚至肿块，严重的可伴发热等全身症状。

七、危　害

（1）影响腿部美观：发病初期，患者多有酸胀不适和疼痛；后期受损静脉隆起，扩张迂曲，以小腿大隐静脉行程为重，严重影响腿部美观。

（2）静脉损伤：长期静脉曲张的患者静脉壁薄弱，静脉压较高，加之局部供血不足引起肌肉、脂肪组织萎缩，曲张静脉凸显于皮下，轻度损伤即会引发溃疡，而且易损伤静脉壁。

（3）水肿合并湿疹：由于静脉淤血引起组织水肿加重，进而发生皮肤湿疹性变化。

（4）溃疡：因皮肤瘙痒，患者会情不自禁地抓挠，加重湿疹，出现糜烂以及溃疡。病程长者常有皮肤萎缩、脱屑、瘙痒、色素沉着、皮肤和皮下组织硬结，甚至形成湿疹和溃疡，有时可能并发出血及血栓性静脉炎。

（5）坏死：这种溃疡多发生在内踝上部和小腿内侧下1/3处。由于组织供血不足，溃疡组织周围变薄，皮肤发黑变硬，溃疡长久不愈，愈后易复发。

八、影像学检查

为了对下肢静脉曲张进行有效治疗和减少并发症，对整个下肢静脉系统进行术前评估非常重要，尤其是在隐静脉高位结扎抽剥术中。目前评估的方法主要包括下肢顺行静脉造影、彩色多普勒超声（color Doppler ultrasonography，CDUS）、计算机断层扫描静脉造影（computed tomographic venography，CTV）和磁共振成像静脉造影（magnetic resonance venography，MRV）。

1. 静脉造影

静脉造影术是最古老的血管造影技术之一，主要包括：下肢顺行静脉造影、下肢逆行静脉造影、腘静脉插管造影、曲张浅静脉造影。1923年，Berberich等将5～10ml的10%～20%溴化锶溶液注入一名患者手臂的静脉中，这被认为是第1例人体静脉造影。1950年，Felder提出了一种新的静脉造影方法，患者被置于与水平线呈50°的倾斜检查床上施行检查，通过这种方式成功地评估了静脉系统的瓣膜功能及其解剖、病理状况。1951年，Scott等报告了注射造影剂的经验，其中包括穿刺足背静脉，在踝关节和膝关节下方分别扎1条止血带，并且将患者放置在与水平方向呈75°的倾斜检查床上（头高足低位）。由于受当时应用的技术所限，结果有时不准确，特别是假阳性率高，加上其他多种原因，人们对静脉造影的兴趣随之减弱。1960年，DeWeese等强调应用长胶片技术，检查时倾斜体位，注射体积更大、含有有机结合碘的造影剂，使静脉造影重新受到人们的关注。随着人们对静脉造影的研究逐渐深入，静脉造影的方法得到了很大的发展。其中，Thomas等作出了极大的贡献，目前施行的下肢顺行静脉造影主要是在其基础上进一步发展的成果。所有患者术前常规行碘过敏试验，应用婴儿头皮针置入足背浅静脉中，首先注射5mg地塞米松，然后持续注射非离子型造影剂50ml（经0.9%NaCl溶液1∶1稀释）。将检查床倾斜30°～60°（头高足低位），脚踝上方扎1条止血带，连续注射造影剂的同时在荧光屏监视下进行图像摄影。获得小腿静脉的前后位和侧位图像后，用手挤压小腿腓肠肌以改善造影剂在腘静脉、股静脉和髂静脉的填充，并且连续摄取前后位图像，每条下肢获得7～8张图像。

2. CTV

小腿静脉在深处有很多属支。由于静脉的位置较深、直径较小、血管的数量庞大，因此应用下肢顺行静脉造影进行小腿深部静脉成像不易。下肢顺行静脉造影可以显示小腿的浅表和深静脉系统，但是在二维平面上的投影成像会出现重叠，特别是在严重的静脉功能不全的情况下，难以区分血管并检测曲张浅静脉团中的异常静脉。由于计算机断层摄影技术和计算机辅助图像处理技术的进步，三维计算机断层扫描静脉造影（three-dimensional computed tomographic venography，3D-CTV）可以用于术前静脉功能不全的评估。整个下肢静脉系统的计算机断层扫描（computed tomography，CT）和体积渲染重建使较为复杂的静脉系统的术前评估变得可行，例如用于评估复发性静脉功能不全、腘静脉功能不全或盆腔静脉功能不全。体积渲染图像可以很容易地检测到穿越深筋膜的静脉，并且图像可以显示静脉功能不全与同一平面中的穿通静脉的关系，将临床上较为明显的穿通静脉与曲张浅静脉群区分开，几乎不会疏漏明显的穿通静脉。CTV对骨盆和下肢血管系统进行综合评估，可以揭示与静脉功能不全相关的异常解剖变异，例如Giacomini静脉、Maye-Thurner综合征、副大隐静脉、双大隐静脉。CTV还可以用于评估腘窝的复杂解剖结构。CTV可以显示静脉的角度变化、静脉瘤或者连接到曲张浅静脉的大分支，这些图像可以有效避免在隐静脉高位结扎抽剥过程中可能导致的静脉损伤。3D-CTV也可以用作静脉功能不全术前映射的补充路线图，例如，CTV图像显示明显扩张的小隐静脉和中度扩张的大隐静脉，这意味着小腿静脉功能不全的主要原因是小隐静脉反流，其通过曲张浅静脉延伸至中度扩张的大隐静脉；可以选择小隐静脉的高位结扎和抽剥，保留大隐静脉。CTV还可以为年轻医生和医学生提供客观直接的教学资料。

3. MRV

在CTV检查期间，整个下肢的辐射暴露剂量为1.6～3.9mSv。在辐射剂量方面，MRV可以被认为是CTV的替代技术。20世纪90年代人们才开始进行MRV的相关研究。与CTV一样，大多数MRV研究都集中在深静脉血栓形成（deep venous thrombosis，DVT）上。在静脉功能不全评估中的研究较少，主要是关于慢性静脉疾病（chronic venous disease，CVD），例如May-Thurner综合征和盆腔淤血综合征（pelvic congestion syndrome，PCS）。MRV和CTV通过计算机重建描绘静脉及其周围的结构，均可以产生分辨率较高的骨盆、腹部和下肢静脉系统的图像。Ruehm等的研究表明，应用MRV技术可以获得从小腿到下腔静脉的下肢静脉系统的高质量成像，并且不需要应用造影剂。有研究表明MRV在评估下肢静脉解剖的准确性和可视化方面，与下肢顺行静脉造影相当。Asciuto认为磁共振成像血管造影在注射钆造影剂后行增强MRV检查，盆腔静脉功能不全显影比下肢顺行静脉造影更加准确。此外，三维磁共振成像血管造影（three-dimensional magnetic resonance venography，3D-MRV）优于MRV。经过3D图像重建后，静脉周围的软组织影像也清晰可见，可藉以识别盆腔血管狭窄或者闭塞的原因，例如是否存在外在肿瘤压迫等，还可以评估髂静脉受压的情况。

4. 超声检查

彩色多普勒超声在下肢血管疾病的诊断中具有重要的作用。它可以查看深浅静脉有否狭窄和反流、动脉供血有否不足等。

1982年，美国的Bomme和日本的Namekawa分别设计出不同型号的CDUS，它是继连续波和脉冲波式多普勒超声之后的第三代D型超声技术，可以直观地显示血管、心脏的解剖信息和血管内血流动力学数据。该技术一经引入，立即成为静脉反流无创检查的"金标准"。CDUS的出现不仅减少了下肢静脉血管检查所需的时间，还提高了调查的可靠性。不过，虽然CDUS可以提供下肢静脉系统的解剖和血流动力学数据，但是耗时较长，即使经验丰富的超声医生也需要至少15分钟才能完成1条肢体的静脉检查；超声检查与操作者的经验水平有很大的关联，检查时也不能为血管外科医生留存实时客观的影像学资料，并且不能有效地检测小腿位置较深的静脉壁扩张和瓣膜功能不全的穿通静脉。

CDUS技术的发展已经使其在评估下肢静脉系统中的应用率增加。CDUS可以完成对下肢静脉系统的评估，因为它可以评估静脉系统的解剖结构和血流动力学变化。CDUS是评估原发性和复发性隐静脉瓣膜功能不全的准确方法，但是在评估瓣膜功能不全的穿通静脉方面的价值有限，也无法准确检测髂静脉情况。下肢顺行静脉造影对于瓣膜功能不全的隐静脉反流的检出率为91%～92%，CDUS为92%～95%。下肢顺行静脉造影对瓣膜功能不全的穿通静脉的检出率为83%～90%，而CDUS仅为40%～63%；在大腿和小腿穿通静脉检测方面下肢顺行静脉造影也优于CDUS，下肢顺行静脉造影和CDUS的检出率分别为80%～90%和60%。在评估腓肠肌静脉功能不全方面，下肢顺行静脉造影也被认为优于CDUS，其中下肢顺行静脉造影为90%，CDUS为40%。

超声检查的注意事项包括：

（1）术前由手术医生亲自进行多普勒超声检查。患者取站立位，手术医生要测量大隐静脉、小隐静脉与深静脉汇合处及中段和远段的管径，并检测有否血液反流及反流时间，以此来评估大小隐静脉有否功能不全。

（2）如果有病理性交通静脉，要进行寻找和标记，以免遗漏后出现复发。

（3）对曲张静脉的走行要进行标记，并做到心中有数，这样才能做到手术中有针对性的处理，以免不必要的切口和损伤（图1.9）。

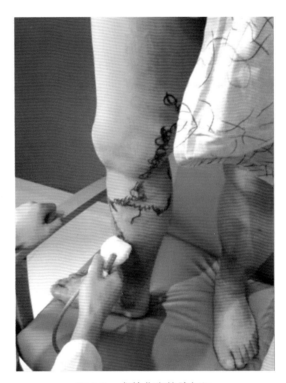

图1.9　术前曲张静脉标记

引自：［德］迪特里希等. 介入性超声实践指南和图谱. 尹立雪译. 天津：天津出版传媒集团，2019.

硬化疗法概述

梅家才[1]　叶 炜[2]　崔佳森[3]

（1．上海交通大学附属第六医院外科；2．北京协和医院血管外科；3．复旦大学附属华东医院血管外科）

一、定　　义

硬化疗法是通过硬化剂的直接化学刺激作用导致的蛋白质变性引起明显的血管内皮损伤，继而发生内皮剥脱和胶原纤维收缩；血管最终转化为纤维条索而永久地闭塞，从而达到祛除病变血管的目的。

硬化治疗的目的不仅仅是使血管内形成血栓（血栓本身可能再通），而是最终转化为纤维条索。这种纤维条索不能再通，其功能效果相当于外科切除术。

二、硬化剂的种类和选择

从硬化技术开始用于临床医疗，根据不同专科疾病的需求，医生选择不同的药物作为硬化剂。因此，临床上硬化剂的种类及品种虽然繁多，但是至少在2008年之前的中国，无一是药用专用硬化剂。在临床上曾经被视为硬化剂的"药物"，比如苯酚、3%的十四烷基钠硫酸盐、平阳霉素、5%鱼肝油酸钠、环磷酰胺、氮芥、无水乙醇、十四烷基钠硫酸等都被用作硬化剂，但是其中每一个的适应证说明中，几乎都没有说明其可以作为专门的药用硬化剂。它们或是肿瘤治疗药物，或是化学试剂，医生几乎都是利用它们的"副作用"来实现"硬化治疗"的目的。

由于临床所使用的硬化剂均是非药用和非专用的，因此临床上医生或使用"不踏实"而有顾虑，或担心治疗后出现如剧痛、穿孔等较为严重并发症时导致医疗纠纷。硬化剂是影响硬化技术发展的核心因素。

1. 鱼肝油酸钠

鱼肝油酸钠由从鳕鱼肝油（cod liver oil）中提取出的饱和和不饱和脂肪酸的混合物组成，从20世纪20年代引入后一直沿用至今。由于应用非常广泛，具备所有安全性和有效性的必备条件，美国食品药品监督管理局（FDA）免除其申报申请而批准在美国销售。但是，由于以下几个原因，鱼肝油酸钠并不是太理想的硬化剂：①它是一种生物提取物而不是化学合成剂，其成分变化很大；②对其分子结构的认识不完全，其长链上的一个重要的脂肪酸和脂肪醇可能与硬化作用无关；③其溶液不稳定；④溢出血管外可发生广泛的皮肤坏死，并可出现变态反应。

2. 十四烷基硫酸钠

十四烷基硫酸钠是1946年Reiner首次描述的一种化学合成的表面活性剂。自20世纪50年代以来被广泛使用，许多作者描述了它的安全性和效果。它是一种具有肥皂性质的碱金属（alkali metal）的长链脂肪酸。由1-异丁基-4-乙基硫酸钠组成，加入2%苯甲醇（作为麻醉剂）和磷酸盐缓冲液使之pH为7.6。十四烷基硫酸钠是一种无黏性的低表面张力的清澈溶液，极易溶于血液，注入血液后分布均匀。其作用机制为分解内皮细胞之间的胞间黏合质（intercellular cement）导致细胞呈斑片状脱落。内皮的破坏引起内皮下胶原纤维暴露。对损伤的应答包括血管痉挛和血小板聚集，随之发生使静脉消融的纤维化。过多的十四烷基硫酸钠迅速被血流稀释而失效，其后吸附于红细胞可导致溶血。美国FDA以前批准的十四烷基硫酸钠由Elkins Sinn制造和分销。但是，2000年这种产品停止了生产。2005年，Bioniche Pharma Group Ltd.（Inverin，Co.Galway，Ireland）获得FDA的批准以统一的名称"Sotradecol"进行十四烷基硫酸钠的销售和经营。也可使用Trombovein™（Omega Pharmaceuticals Ltd，Montreal，Canada） 和Fibro-Vein™（STD Pharmaceutical Products Ltd.，Hereford，United Kingdom）十四烷基硫酸钠。Fibro-Vein可供使用的剂型包括浓度为0.5%、1%和3%的2ml安瓿以及浓度为0.2%和3%的5ml安瓿。

3. 无水乙醇

无水乙醇虽然硬化效果好，但其副作用亦很大，未能以药品的名义进入临床，医生操作往往要承担法律的风险。目前，由于没有专用的介入用无水乙醇药品，因此其临床应用受限。

4. 平阳霉素

平阳霉素是从平阳链球菌中提取的抗肿瘤药物，注射入囊腔后，通过抑制细胞DNA的合成，在局部积聚高浓度药物致囊腔内的内皮细胞萎缩变性，达到破坏内皮细胞、使囊腔纤维化闭合的目的。平阳霉素注射的主要不良反应包括发热、胃肠道反应、肺部纤维化等。注射量过大易导致组织损伤范围过大、局部组织肿胀及感染等，最严重的并发症是过敏性休克。

5. 冰醋酸

冰醋酸是一种有机一元酸，是一种具有腐蚀性的普通化学制剂，具有类脂溶性，对细胞的渗透性比无机酸强，可直接引起蛋白质凝固，破坏内皮细胞膜造成凝固性坏死。临床应用中具有较强的刺激性，术中患者疼痛明显，并且对肝肾功能有潜在损害。目前临床已经基本放弃该技术。

6. 苯酚

苯酚具有强烈的腐蚀性，易造成化脓性感染及异位血栓形成，使该技术推广受到限制。

7. 聚桂醇注射液

聚桂醇的化学名称为聚氧乙烯月桂醇醚，是一种国产清洁型硬化剂，其临床应用剂型为1%聚桂醇注射液。聚桂醇是目前临床广泛应用的硬化剂，有液体或泡沫硬化剂两种用途。

2008年国家专利新药聚桂醇注射液的上市应用，有效地解决了我国专门药用硬化剂缺失的局面（图1.10）。

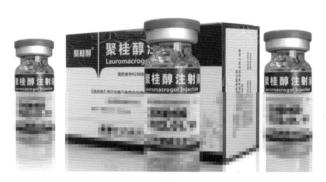

图1.10　聚桂醇注射液

三、硬化剂的作用机制

硬化治疗的原理就是让病变的管腔闭塞，血液改道从健康的血管顺畅流通。

泡沫硬化剂是具有表面活性的液态溶液和气体组成的混合物。泡沫硬化疗法通过将泡沫硬化剂注射入曲张静脉或畸形静脉团，使之闭塞而达到治疗静脉疾病的目的。

与射频消融术和激光消融术等物理因素相对应，有人将硬化疗法称为化学消融术（chemical ablation），即通过注射化学药物达到祛除病变或治疗疾病的目的。

将液体的聚桂醇与一定比例的气体（一般指空气，有条件的也可使用CO_2）进行充分混匀后可形成气液平衡制剂。其具有以下特点和优势：①泡沫表面张力可产生"驱赶血流"效应，具有抗稀释作用并能够保持药物浓度在血管内的相对恒定，从而提高疗效；②最大限度地增加与血管内皮的接触面积和时间；③有效地减少硬化剂的用量，减轻不良反应；④为静脉血管留下足够的收缩空间，硬化闭塞后更为美观。

四、泡沫硬化剂的历史

使用硬化疗法治疗下肢静脉曲张的最早记录见于1835年。来自美国麻省总医院（Massachusetts General Hospital）的Chassaignac于1851年报道了注射氯化锌（zinc chloride）治疗1853例下肢静脉曲张患者的资料。

使用液化硬化剂治疗静脉疾病的首次报道见于1840年，当时使用无水乙醇作为硬化剂。鱼肝油酸钠（sodium morrhuate）是最古老的典型清洁剂类硬化剂（detergent-type sclerosant agents），1930年被Higgins和Kittel首次应用于下肢静脉曲张的治疗。1937年Biegeleisen在纽约描述了乙醇胺油酸酯（ethanol amineoleate）的应用。1946年Reiner将十四烷基硫酸钠（sodium tetradecylsulfate）引入到静脉疾病的治疗中，1966年Henschel首次报道了聚多卡醇（polidocanol）在下肢静脉曲张硬化治疗中的效果。只有具有表面活性的清洁剂类硬化剂才可以产生泡沫。因此，1930年之前，当第一种清洁剂类硬化剂被引入时，没有人考虑过将普通液体硬化剂转变为泡沫注射。在鱼肝油酸钠开始使用后差不多10年，1939年McAusland描述了在毛细管扩张的注射治疗中泡沫硬化剂的新用法。他使用了鱼肝油酸钠的"泡沫"（froth）形式，通过摇动橡皮帽密封瓶获得泡沫并将泡沫抽吸入注射器中进行注射。

1944年Orbach在注射十四烷基硫酸钠液体之前将少许空气注射入被治疗的静脉节段以取代血管内的血液，目的在于防止注射入静脉的液体硬化剂被血液稀释，以确保硬化剂与静脉内膜的紧密接触。他将这种方法称为"空气阻滞技术"（air-block technique）。在临床上，这种技术仅用于治疗小或中等程度大小的静脉曲张。3ml最大注射空气量成为大多数医生使用空气阻滞技术的定数。在较粗大的血管中，注入的气体漂浮于血柱中，阻碍了硬化剂与血管上壁的接触，因此不能良好地发挥作用。目前，空气阻滞技术已经不再被使用。

也就在1944年，Robert Rowden Foote在伦敦出版了一本书。他在关于蜘蛛型静脉曲张（spidervein）的治疗中写道："最好的注射液体是通过摇动2ml注射器内的1ml乙醇胺油酸酯获得的肥皂泡（soapy froth）。"Foote描述的1∶1的液气比提示非常接近液态，因此在粗大的静脉内不能起到置换血液的作用。

1986年Grigg展示了一种新的泡沫制作方法：通过抽动与1根塑料输液管（plastic infusion tube）连接的两个注射器产生的湍流，使液体和空气被前后来回地抽动，从而混合产生泡沫。

1994年6月，Juan Cabrera提交了制备泡沫硬化剂的方法以及"微泡沫（microfoam）"在静脉学中一般应用的专利申请。1年后，他第一次发表了自制的泡沫硬化剂对隐静脉进行超声引导治疗的病例系列研究。从历史上看，是他第一次把泡沫硬化疗法与实时超声引导和监测的优点结合了起来。Cabrera的专利申请直到1999年才公开，大家才知道他以高速旋转的毛刷（一种改良的牙钻）通过搅拌获得泡沫，类似于食品搅拌器制作奶油，特别添加了二氧化碳和/或氧气作为载气。

2000年，Tessari以视频文件第一次介绍了他著名的"涡流技术（tourbillon technique）"，该技术无须使用特殊器材即可制备出稠如奶油的泡沫，仅需使用普通的医疗器材（普通注射器和三通开关）和几个抽吸动作。2001年，Tessar发表了有关提高泡沫标准化抽吸过程的更为详细的说明。

2001年，文献中提及一种"双注射器技术（double syringe system）"或称为"Tessari-DSS"技术，用1个0.2μm过滤器（用于空气消毒）抽取空气后以Tessari法制作泡沫。

2002年以后，Wollmann等发表了关于不同变量及其对泡沫稳定性和血液置换作用的因果关系的实验数据，结果表明液-气比为1∶4的泡沫稳定性最好，对血液的置换能力最佳。

2003年4月，欧洲专家在德国泰根塞（Tegernsee，Germany）召开了泡沫硬化疗法欧洲共识会议（European Consensus Meeting on Foam Sclerotherapy）。与会专家一致认为泡沫硬化剂疗法是静脉曲张治疗的有效方法之一。会议发表的共同声明（general statements）确定了泡沫硬化剂（sclerosing foam）的定义，规范了临时制备泡沫的方法，建议有液体硬化疗法经验的医生应用泡沫硬化剂治疗包括隐静脉主干在内的粗大曲张静脉。会议发表的共识声明（consensus statements）对下肢静脉曲张泡沫硬化疗法的操作方法、疗效判定进行了详细阐述。会后，德国静脉学会根据会议的内容制定了《德国静脉学会硬化疗法指南》。

2006年1月，来自11个国家的29名专家再次聚集于德国泰根塞，召开了第二届泡沫硬化疗法欧洲共识会议（2nd European Consensus Meeting on Foam Sclerotherapy）。为了保证泡沫硬化疗法的安全性和效果，对第一届会议提出的建议和声明进行了修订和扩展，重点集中在泡沫硬化疗法的适应证、液体硬化剂的浓度和泡沫硬化剂的用量、穿刺部位和方法、治疗效果的临床和超声评价等。德国静脉学会随即修定了《德国静脉学会静脉曲张硬化疗法指南》。

五、泡沫硬化剂的制备

Tessari法也称为涡流技术（tourbillion technique），早期曾被称为SFT（sclerosing foam technique），用于制备聚桂醇泡沫硬化剂。使用两个一次性塑料注射器产生泡沫。一个注射器内盛有液体硬化剂溶液，另一个注射器内盛有空气或CO_2，两个注射器的端口与一个三通阀连接并呈90°。快速来回推送两个注射器的内容物20次，在完成前10次推注后将通道口尽可能关小，通过由此形成的湍流产生泡沫（图1.11）。

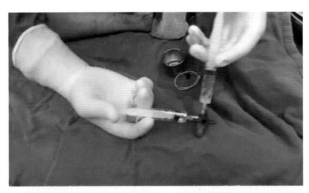

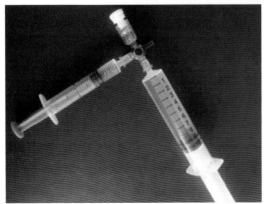
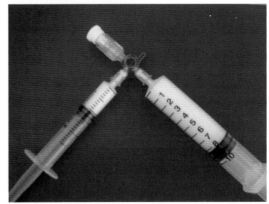

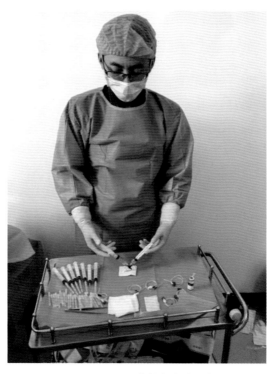

图1.11 Tessari法制备泡沫硬化剂

六、泡沫硬化剂的安全性

泡沫硬化剂是由液体硬化剂和气体（常用空气，也有使用CO_2和/或O_2）按一定的体积比（常用1∶4）组成的混合物。理论上，气体注射入血流中预示着发生气体栓塞的可能性，而这正是人们对泡沫硬化疗法的主要安全性顾虑。

空气进入静脉后，对人体影响依其量与速度及机体状态而不同，正常时血液仅能溶解很少量空气而不致引起严重后果。如果大量空气短时间内迅速进入循环，血液则形成气泡阻塞血管即空气栓塞。静脉空气栓塞的发病率和死亡率取决于气体进入量、进入速度、气体类型和气体进入时患者的体位。在动物实验中，静脉空气注射的致死剂量为1.8ml/（kg·min）；人体所能耐受的实际空气量还不清楚，但静脉空气注射的致死量为100～300ml［2ml/（kg·min）］。

早在1944年Orbach应用空气阻滞技术治疗较大的曲张静脉和大隐静脉主干时，强调注射空气的总量不应超过3ml。1957年Meyer和Briicke注入过40ml的空气，未出现栓塞或卒中等问题。大约在同一时期，除空气之外其他气体被用于放射诊断学，学者发表了关于血管内注射CO_2的安全性以及用X线显示心腔内结构和血管，静脉注射量为50～100ml。Bendib等将200ml的CO_2注入10 000名患者的右心并未观察到并发症。Fermand等以30ml/s的速率注射CO_2作为主动脉造影的对比剂，未观察到副作用，甚至单次检查注入450ml亦如此。

尽管有在使用泡沫硬化剂治疗后发生了较严重神经并发症的个案报道，但多数文献报道的不良反应可以接受。

2005年，Guss等在一项前瞻性多中心注册研究中观察了12 173次硬化治疗的并发症。12 173次治疗中，使用液体硬化剂者5 434次，使用泡沫硬化剂者6 395次，同时使用两种硬化剂者344次。49次（0.4%）治疗中出现各种并发症，其中使用液体硬化剂者12次，使用泡沫硬化剂者37次。20次治疗后出现短暂的视觉障碍，其中19次为使用泡沫硬化剂或空气阻滞技术者。轻微静脉血栓形成的发生率为0.1%，血栓性静脉炎的发生率为0.05%。未见肺栓塞的发生，亦无出现头痛者，唯一的1例严重并发症为股静脉血栓形成。

2007年，匈牙利的Bihari等报道使用硬化剂注射疗法治疗下肢静脉曲张25年的经验，共对3 107例患者的4 025条肢体进行了115 000次治疗，早期主要使用液体硬化剂，近年来主要使用泡沫硬化剂。主要的不良反应是局部注射点周围的弥漫性静脉炎充血或色素沉着。作者的结果和对匈牙利的调查统计显示严重并发症的发生率为1.5%，包括注射部位水疱、过敏反应和深静脉血栓形成，并未提及气体栓塞或神经并发症。

2007年，英国阿伯丁大学健康服务研究小组的Jia等对69项关于下肢静脉曲张泡沫硬化治疗安全性和效果的研究进行了系统评价和荟萃分析。结果显示，严重不良事件的发生率中位数小于1%。其中在5项英语病例系列研究包括的1316例患者中仅见1例发生肺栓塞者；深静脉血栓形成的发生率中位数为0.6%（范围0～5.7%）；在2篇会议摘要包括的253例患者中动脉不良事件的发生率中位数为2.1%（范围1.4%～2.8%）；在5项英语病例系列研究包括的781例患者中皮肤坏死的发生率中位数为1.3%（范围0.3%～2.6%），在5篇会议摘要或非英语研究中包括的766例患者中皮肤坏死的发生率中位数为0（范围0～0.2%）。在发生卒中事件的2例个案报道中的患者均存在右向左分流的卵圆孔未闭或房间隔缺损。在泡沫硬化疗法相关不良事件中，视觉障碍的发生率中位数为1.4%（范围0～6%），所有报道的视觉障碍均不超过2小时；短暂性意识模糊的发生率中位数为0.5%（范围0～1.2%），头痛为14.2%（范围5.4%～23.0%），血栓性静脉炎为4.7%（范围0～25.0%）。后期（超过30天后）血管丛生/皮肤着色/色素沉着的发生率中位数为17.8%（范围0～66.7%）。在所有研究中局部神经损伤的发生率不到1%，注射部位疼痛的发生率中位数为25.6%（范围0.6%～41.0%）。其他不良事件包括过敏反应、血肿、血管外注射和腰背痛，在一项随机对照试验中血肿的发生率为11.2%（29/259），在7项其他研究中报道其他不良事件的发生率范围为0～6.2%。结果表明，泡沫硬化疗法相关严重不良事件罕见。

第二届泡沫硬化疗法欧洲共识会议对泡沫硬化剂的安全性进行了重点讨论，建议MUS法泡沫硬化剂的用量应控制在4ml以下，SFT法泡沫硬化剂的用量6～8ml是安全的；常规应用40ml以内的泡沫硬化剂都未见严重并发症，但超过这个剂量可见干咳、胸闷、一过性缺血性休克和黑矇等。

七、聚桂醇泡沫硬化剂的临床优势和特点

聚桂醇泡沫硬化剂显示出一些优越的特性，如黏附性（adhesiveness）和致密性（compactness）。这些性质使得泡沫在注射后易于控制，以排开血液降低其稀释效应。可注射性（syringeability）是泡沫的另一特性，使得泡沫可经细小穿刺针注射而不改变其性质。以

同等量的液体制作较大剂量的泡沫是可能的，使之可治疗长段静脉。只要泡沫具有较长的持续时间即可保证其治疗作用。另外，泡沫可促进血管痉挛的发生，使之较少被受累静脉内的血液稀释。泡沫的其他特性包括超声可视性以及对硬化能力的增强作用，从而减少了药物的用量、降低了药物浓度。泡沫对内皮细胞的选择性作用使之在溢出血管外时对组织损伤的风险减小。

八、聚桂醇泡沫硬化剂的用量

硬化剂与气体混合的推荐比例为1∶3或1∶4，对于不同部位推荐浓度如下：

（1）大隐静脉主干硬化治疗推荐比例为1∶3。

（2）大隐静脉属支及小隐静脉曲张硬化治疗推荐比例为1∶4。

（3）网状和蜘蛛形静脉曲张建议使用1%聚桂醇原液（也可将1%的聚桂醇原液与生理盐水按照1∶1的比例将其稀释成0.5%浓度的聚桂醇进行使用）。

单次治疗使用剂量推荐如下：

通常建议单次治疗单侧肢体的推荐使用量为聚桂醇原液用量8～10ml，即泡沫总量在20～40ml。治疗直径大于8mm曲张静脉时，应尽可能增加泡沫硬化剂浓度。如果范围广泛，建议分期治疗（图1.12）。

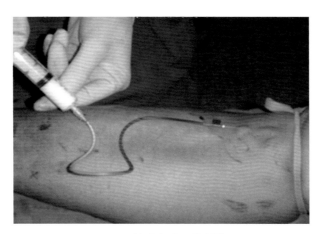

图1.12 聚桂醇泡沫硬化剂的用量

九、硬化治疗的目标及原则

1. 治疗目标

治疗目标是改善病理性血流动力状态、缓解静脉高压，将曲张的静脉转化为纤维条索状组织或消除静脉曲张，以达到减轻或消除现有症状，同时达到美容的良好效果。

2. 治疗原则

（1）改善和促进静脉回流，解除或改善静脉反流的临床症状。

（2）多点位、小剂量曲张静脉内注射。

（3）大隐静脉反流其主干直径＞8mm者，应在阻断大隐静脉主干及交通支反流术式治疗以后，再行属支静脉的硬化治疗。

（4）两下肢均有静脉曲张的，建议分开治疗，间隔1个月。

十、硬化治疗的适应证和禁忌证

1. 适应证

原则上，所有类型的静脉曲张均适合硬化治疗，特别是：主干静脉（大隐静脉和小隐静脉）曲张、侧支曲张、伴穿通静脉功能不全的静脉曲张、网状型静脉曲张、蜘蛛型静脉曲张、治疗后残余和复发的静脉曲张、外生殖器和外生殖器周围静脉曲张、周围静脉性溃疡和静脉畸形。

2. 禁忌证

（1）绝对禁忌证：绝对禁忌证包括已知对硬化剂过敏、严重的全身疾病、急性深静脉血栓、硬化治疗区局部感染或严重的全身感染、持续制动和限制卧床、周围动脉闭塞性疾病晚期（Ⅲ期或Ⅳ期）、甲状腺功能亢进（使用含碘硬化剂时）、妊娠（除非存在强制性医学原因）、已知症状性卵圆孔未闭。

（2）绝对禁忌证：绝对禁忌证包括失代偿的腿部水肿、糖尿病晚期并发症（如多发性神经病变）、动脉闭塞性疾病Ⅱ期、一般健康状况不佳、支气管哮喘、明显的过敏体质、已知血栓形成倾向或高凝状态伴或不伴深静脉血栓病史、已知无症状性卵圆孔未闭、存在血栓栓塞事件的高危因素、既往泡沫硬化治疗出现视觉障碍或神经系统功能障碍。

十一、聚桂醇泡沫硬化剂在其他静脉疾病治疗当中的应用

1. 精索静脉曲张

精索静脉曲张是男科临床常见疾病之一，是一种血管病变。精索静脉曲张指精索内蔓状静脉丛的异常扩张、伸长和迂曲，可导致疼痛不适及进行性睾丸功能减退，是男性不育的常见原因之一。通常见于左侧，占77%～92%、双侧为7%～22%，单纯发生于右侧者少见，占1%（图1.13）。

在中国，精索静脉曲张目前主要的治疗方式有外科手术治疗和血管腔内治疗。外科手术方式分为开放手术、腹腔镜手术及显微外科手术。自1955年以来，结扎手术一直是精索静脉曲张的主要治疗方式，而血管腔内治疗精索静脉曲张在20世纪70年代末首次被描述为一种治疗选择。随着介入技术的不断发展、栓塞材料的不断改善，经导管聚桂醇泡沫硬化栓塞治疗精索静脉曲张因其创伤小、恢复快的优点，已经成为一种越来越被关注与应用的手术方式。

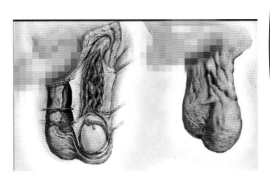
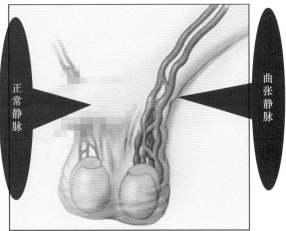

正常静脉

曲张静脉

图1.13　精索静脉曲张

2. 卵巢静脉曲张

在医学上，卵巢静脉综合征是一种罕见的（可能并不少见，当然存在漏诊可能）疾病，其中扩张的卵巢静脉压迫输尿管。这会导致慢性或急性的腹痛、背痛和/或骨盆痛。躺下或排卵与月经之间的疼痛会加重。尿路感染或肾盂肾炎（肾脏感染）的发生率也可能增加。该病可能是左侧的，也可能影响到两侧，但最常累及右侧的卵巢静脉。目前被归类为盆腔淤血综合征。

通常，卵巢静脉在第四或第五腰椎水平越过输尿管。输尿管本身穿过髂外动脉和静脉。因此，这些血管可压迫输尿管而引起阻塞。左卵巢静脉终止于肾静脉，而右卵巢静脉通常进入下腔静脉。在右卵巢静脉综合征的情况下，静脉通常终止于肾静脉。与精索静脉曲张相似，认为这有助于静脉充血，当然精索静脉曲张在左侧更常见。卵巢静脉与肾静脉之间形成的直角被认为是导致血液回流减少的原因。

目前针对卵巢静脉曲张的非保守治疗方法以微创栓塞治疗为首选，应用的栓塞物多为金属弹簧圈。近几年应用泡沫硬化剂栓塞也逐渐增多，与弹簧圈栓塞比较有体内无异物残留、节省费用等优点，近期疗效较为肯定。

聚桂醇泡沫硬化剂治疗卵巢静脉曲张的优势在于：泡沫硬化剂因有独特的物理特性，其空泡作用使硬化剂分子与血管壁接触表面积加大，表面的硬化剂分子浓度保持稳定；另外泡沫易在血管内形成滞留，能够作为一个整体进入血管内且保持一定时间，对血液有驱逐作用，因此我们认为其"可控性"相对更强。在治疗中，基于其物理特点我们采用团注方法注射，并嘱患者瞬间憋气，通过增加腹压将泡沫硬化剂"控制"在病变段，使其充分与血管壁接触，同时可减少硬化剂的无效流散。

主干直径较粗的患者可采取弹簧圈联合泡沫硬化剂治疗。对于需要二次治疗的病例，泡沫硬化剂为首选，因其可减少弹簧圈移位的风险，较安全方便。

综上所述，经皮穿刺导管引导泡沫硬化剂治疗卵巢静脉曲张是一种简便、安全、经济的治疗选择，体内无异物残留，初期效果令人满意。我们也期待进一步的结果报道。

3. 静脉畸形

静脉畸形（venous malformation，VM），旧称海绵状血管瘤，是静脉异常发育产生的静脉血管结构畸形。病理表现为从毛细血管到腔穴不等的扩张血管腔窦，腔内壁衬以正常的扁平内皮细胞。内皮细胞下为一单层基底膜。血窦的管腔壁平滑肌稀少，外膜纤维变性。静脉畸形通常以单一静脉结构存在，也可与其他血管结构混合，形成毛细血管静脉畸形或淋静脉畸形等混合畸形（图1.14）。

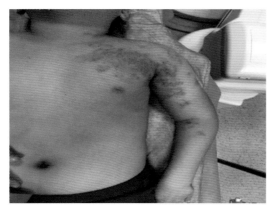
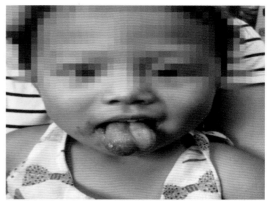
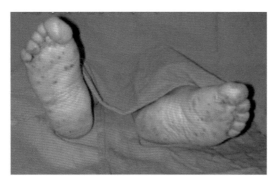
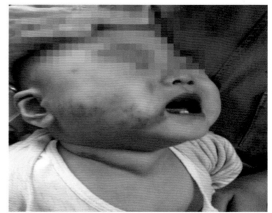

图1.14 各种类型的静脉畸形

静脉畸形临床表现不一，从独立的皮肤静脉扩张，到局部海绵状肿块，乃至累及多组织和器官的混合型。静脉畸形是由于静脉逐渐扩张而使病灶体积增大。这种病灶既可以发生在表面，也可以发生在深层。常用的硬化剂有平阳霉素、无水乙醇等。有报道认为，无水乙醇是治疗静脉畸形最好的硬化剂，且具有最低的复发率。但无水乙醇为烈性硬化剂，术后易发生黏膜和皮肤坏死。平阳霉素疗效平和，治疗静脉畸形病例效果不佳。聚桂醇泡沫硬化剂因泡沫中的空泡作用使其与血管壁接触表面积加大，导致其表面的聚桂醇分子浓度更稳定，泡沫取代了血管中的血液，稀释的程度减少到最低限度，使静脉内药物浓度得到有效的控制。

聚桂醇硬化治疗后早期可能会出现疼痛、水肿、炎症反应等，多数在患者可接受范围；严重者可给予镇痛剂、冰袋冷敷、抗生素等处理。轻度组织缺血性坏死、浅表溃疡大部分能够自然愈合。泡沫注射后色素沉着发生率高于原液，可通过减少硬化剂剂量及治疗次数降低其发生率，也可通过涂抹氢醌乳膏予以减轻。腮腺咬肌区注射偶尔会出现暂时性面瘫，一般能自行恢复，预防方法是注射时尽量避开面神经总干及主要分支区域。过敏反应有时会带来严重风险，发生后应立即做抗过敏、对症等处理，做好病历记录，有利于再次就诊查阅资料。

硬化剂偶尔会进入正常组织或组织间隙，引起广泛皮下淤血、气肿；严重者静脉回流受阻、组织坏死，可能造成严重的颜面畸形和功能障碍。预防的关键是提高操作技术，耳郭、额颞部等末梢部位注射时一定要避开正常动脉走行，切勿将药液注射到正常动脉内或邻近部位，以免造成皮肤或耳郭缺血坏死。B超引导或荧光透视下注射有助于提高治疗的精准性。此外，还需合理选择适应证，根据病变的部位、范围、血流情况等控制好治疗剂量。

聚桂醇硬化剂是静脉畸形硬化治疗的首选药物，在重要的解剖结构区和重要神经分布的区域更主张首选使用聚桂醇泡沫硬化剂治疗，因其具有更缓和的血管内皮细胞变性，可以较完整地封闭和缩小瘤体，同时神经的损伤发生率低。故这些区域的病变使用聚桂醇泡沫硬化剂是最佳的选择。

十二、结 论

下肢静脉曲张、生殖静脉曲张、静脉畸形等静脉性疾病是临床上的常见病，虽然不危及生命，但常造成患者的静脉性溃疡、血栓性浅静脉炎、不育不孕、损容、功能障碍，产生一系列症状而影响其生活质量。应用硬化剂血管内注射祛除病变血管的硬化治疗技术，迄今已有100多年的历史。随着现代科技进步，高分辨率的X线、超声等影像设备的应用，加之国产硬化剂聚桂醇注射液的问世，提高了硬化治疗技术的精细程度和安全性，也拓宽了适应证。聚桂醇微创硬化治疗技术以其微创、美观、高效、简便、经济等特点，获得医患双方的认可和接受。

参 考 文 献

［1］史万庆、陈克礼、宋庆宏. 阿司匹林联合地奥司明对大隐静脉曲张术后的疗效及对凝血功能血清ser-pine1KLF2的影响［J］. 河北医学，2019，25（8）.

［2］RABE E，BREU FX，CAVEZZI A，et al，European guidelines for sclero therapy in chronic venous disorders［J］. Phlebology，2014，29（6）.

［3］党永康. 下肢血管疾病诊断新进展与病例分析［M］. 北京：科学技术文献出版社，2017：266-270.

［4］中华医学会外科分会血管外科学组. 慢性下肢静脉疾病诊断与治疗中国专家共识［J］. 中华普通外科杂志，2014，29（4）：246-252.

［5］GLOVICZKI P，COMEROTA AJ，DALSING MC，et al. The care of patients with varicose veins and associated chronic venous diseases: clinical practice guidelines of the Society for Vascular Surgery and the American Venous Forum [J]. J Vasc Surg, 2011: 53.

[6] 张柏根. 慢性下肢静脉功能不全的诊治进展 [J]. 中华普通外科杂志, 2003, 18 (9): 517-518.

[7] 景在平, 赵瑁. 下肢慢性静脉病的诊断与分类 [J], 中国实用外科杂志, 1997, 17 (11): 693-695.

[8] 李红, 唐燕笑, 刁仕华, 等. 下肢静脉曲张性溃疡23例综合治疗疗效分析 [J]. 实用皮肤病学杂志, 2012, 5 (4): 231-232.

[9] 陈光, 刘凯下肢静脉曲张微创治疗的研究进展 [J]. 血管与腔内血管外科杂志, 2016, 2 (2): 166-170.

[10] 冉峰, 刘长健, 刘晨, 等. 聚桂醇泡沫硬化剂治疗下肢静脉曲张的疗效 [J]. 江苏医药, 2012, 38 (7): 849-850.

[11] SPINELLI C, DIGIACOMO M, LOPICCOLO R, et al. The role of testicular volume in adolescents with varicocele: the better way and time of surgical treatment [J]. J Urol, 2010, 184: 1722-1726.

[12] 高建, 黄庆锦, 黄建强, 等. 泡沫硬化剂治疗下肢静脉曲张过程中常见并发症及防治 [J]. 血管与腔内血管外科杂志, 2017, 3 (2): 668-670.

[13] GOLDSTEIN M. New insights into the eyiology and treatment of infertility [J]. J Urol, 1997, 158: 1808-1809.

[14] 中国微循环学会周围血管疾病专业委员会. 聚桂醇注射液治疗下肢静脉曲张微循环专家共识 [J]. 血管与腔内血管外科杂志, 2020, 6 (5): 377-381.

[15] JING YX, WANG RH, LIU ZX, et al. Analysis of internal spermatic vein embolization through catheter versus laparoscopic high ligation in treatment of left varicocele [J]. Vascular, 2020, 285 (5): 583-590.

[16] 丁正清, 李波. 聚桂醇泡沫硬化剂治疗下肢静脉曲张的临床效果 [J]. 现代医学, 2018, 2 (22).

[17] [美] BERGAN J, VAN LE CHENG. 泡沫硬化疗法教程 [M]. 李龙译. 北京: 人民军医出版社. 2009.

[18] 李坚, 卓涛, 王海, 等. 彩色超声引导下聚桂醇泡沫硬化剂注射治疗下肢静脉曲张 [J]. 影像研究与医学应用, 2013 (4): 215-216.

[19] 钱少圭, 陈磊, 白晓光. 大隐静脉腔内激光消融联合泡沫硬化治疗静脉曲张性溃疡 [J]. 中国介入影像与治疗学, 2018, 15 (2): 73-76.

[20] 中华口腔医学会口腔颌面外科专业委员会. 脉管性疾病学组聚桂醇硬化剂治疗口腔颌面部血管瘤和脉管畸形专家共识 [J]. 中国口腔颌面外科杂志, 2018, 16 (3).

[21] 杨双林, 翟焕阁. 泡沫硬化剂聚桂醇注射治疗下肢静脉曲张的疗效观察 [J]. 首都食品与医药, 2019.

[22] 高建, 黄庆锦, 黄建强, 等. 泡沫硬化剂治疗下肢静脉曲张过程中常见并发症及防治 [J]. 血管与腔内血管外科杂志, 2017, 3 (2): 668-670.

[23] GAT Y, GORNISH M, CHAKRABORTY J, et al. Azoospermia and maturation arrest: malfunction of valvesiner ectposter of humans leads to hypoxiain sperm production site [J]. Andrologia, 2010, 42: 389-394.

[24] PARK SJ, LIM JW, KO YT. Diagnosis of pelvic congestion syndromeusing trans abdo minaland transvagin alsonography. AJRAmJ Roentgenol [J]. 2004, 182 (3): 683-688.

[25] 刘小平, 杜昕, 郭伟, 等. 经皮穿刺导管引导下泡沫硬化剂疗法治疗卵巢静脉曲张 [J]. 中华医学杂志, 2011, 91 (24): 1705-1707.

[26] 李海波, 张靖, 周少毅, 等. DSA引导下泡沫硬化剂治疗儿童静脉畸形的临床观察 [J]. 介入放射学杂志, 2013, 22: 738-741.

［27］ACHAUER BM，CHANG CJ，VANDER KAM VM. Management of hemangiomao finfancy：review of 245 patients ［J］. Plast Reconstr Surg，1997，99：1301-1308.

［28］郑家伟，赵怡芳，秦中平，等. 口腔颌面－头颈部静脉畸形诊治指南［J］. 中国口腔颌面外科杂志，2011，9：510-517.

［29］苏立新，范新东，王延安，等. 颅面部静脉畸形的无水乙醇介入硬化治疗［J］. 介入放射学杂志，2010，19：354-357.

实践篇

超声引导下下肢静脉曲张聚桂醇硬化治疗术

蒋劲松

（浙江省人民医院血管外科）

一、概　　述

　　彩色多普勒超声检查是评价下肢静脉反流性疾病的最佳选择。它价格便宜，无侵袭性，被患者广泛接受。它以令人惊讶的高度敏感性（95%）和特异性（100%）使下肢静脉反流得以直接显示并进行定位和定量评价。进展期慢性静脉功能不全的静脉瓣功能不全的彩色多普勒超声表现已被血管镜观察所证实。Yamaki指出，在隐股静脉连接点彩色多普勒超声测得的高峰反流速率（high-peak reflux velocity）> 30cm/s、反流持续时间（reflux duration）> 3秒和瓣膜环（valve annulus）扩大等征象与血管镜下观察到的终端瓣膜（terminal valve）的变形和功能不全密切相关（Hoshino Ⅲ型和Ⅳ型）。

　　鉴于慢性静脉功能不全是以控制而不是痊愈为治疗目的，这就要求静脉学专家在高度有效和安全的框架内使用某种技术。历史证明，单纯外科手术并不能完全消除复发的可能性，实际上外科手术本身也存在潜在的严重不良反应，如切口感染、静脉损伤性深静脉血栓形成、神经损伤、淋巴系统损伤和动脉损伤。射频消融以及激光闭合被认为是目前较有前途的治疗方法，但仍不能避免复发以及疼痛等并发症。

　　超声引导下泡沫硬化疗法，无论是单独使用还是与外科手术或静脉腔内消融术联合使用，都已经成为治疗粗大静脉曲张的一种重要选择。但是，患者必须认识到任何治疗粗大静脉曲张的方法都具有相当大的复发可能性。一旦认识到这一点，即使出现静脉曲张或慢性静脉功能不全症状复发，患者也很容易接受追加治疗（top-up treatment）。有鉴于此，超声引导下聚桂醇泡沫硬化疗法是治疗静脉曲张尤其是复发性静脉曲张的最佳选择，具有相对温和的特征（无需麻醉、患者满意度高、不良反应少）。

　　自从2000年Cabrera首次发表超声引导下泡沫硬化疗法治疗静脉曲张的中期疗效以来，使用泡沫硬化剂的超声引导下硬化疗法（ultrasound-guided sclerotherapy，UGS）已成为现代静脉学中治疗静脉曲张的重要组成部分。但临床治疗中仍存在几个问题：首先是对于剂量的控制，主干的治疗需要大量的泡沫排开血液，但是一旦出现静脉痉挛，大量的泡沫可能经过穿通静脉或直接经过深静脉系统进入股总静脉或脑静脉，从而可能进入心脏、肺和脑循环；

其次，大量的泡沫可能造成一些不良反应，如静脉炎、疼痛、色素沉着等；最后，超声引导下泡沫硬化疗法在下肢穿通静脉功能不全中的应用仍需探索和规范。尽管超声引导下泡沫硬化疗法存在这些潜在的问题，但依然是治疗下肢慢性静脉疾病非常安全和有效的方法。

二、设　　备

彩色多普勒超声扫描仪是能检测到速率低至6cm/s的血流量多普勒功能成像（power Doppler function）及连续波多普勒（continuous-wave Doppler）的专用高分辨率血管扫描仪。频率范围在4～7MHz的线阵探头（linear transducer）可用于治疗前和最终的检查。肥胖患者的下腔静脉、盆腔静脉和下肢深静脉需要使用3MHz的低频探头进行检查。频率范围在5～12MHz的线性变曲探头（linear hockey-stick transducer）可完成细小的静脉和穿通静脉的细节成像。2000年以后，技术的发展使彩色多普勒超声扫描仪更加小巧、更易于携带、操作界面更加人性化。这些袖珍型设备的特点是结构设计先进的探头，可用单探头在单一应用和交叉应用中使成像深度范围更大（图2.1）。因此，在许多方面，便携式超声设备成为评估患者的听诊器。

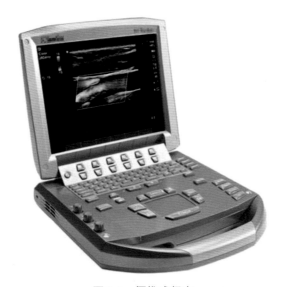

图2.1　便携式超声

三、术前超声检查

术前应对正常和病变静脉的解剖行详细的彩色多普勒超声检查，记录图片以指导治疗。记录解剖结构异常、浅静脉瘤、穿通静脉和反流存在及其程度的说明性图像。超声检查需取立位进行。已经证明这种体位能最大限度地使下肢静脉扩张并激发静脉瓣开放。立位检查患者探测反流的敏感性和特异性较仰卧位为高，仰卧位检查反流是不可取的。

扫描静脉时沿静脉行程垂直地上下移动探头。横向扫描也很有用，但是必须在脑海中重建出静脉图像。应确定成对的静脉节段及其汇合处粗大的穿通静脉及其与深静脉的连接、非常常见的浅静脉瘤等。测量病变部位距离皮肤厚度有助于为治疗引导做准备。一般从内踝开始记录测量值，横向和纵向扫描结合连续扫描可以提供清晰的静脉系统图像。通过探头压迫静脉来评估周围静脉通畅性。记录残留的陈旧性血栓、静脉的部分开通和外在压迫。通过大腿和小腿压迫和放松的动作使血流增加来探查反流。由于Valsalva动作对于检查近侧瓣膜功能完好时的远端静脉瓣无效，因此仅适用于隐股静脉连接点的检查，可以使用自动快速泵和放气袖带，不过使用烦琐。但是，它确实提供了有用的标准化刺激，使反流可以计时。尽管大于500ms的反流被认为是病理性的，但是只有应用标准化刺激时才会更精确。

膝上、膝下或紧邻膝关节下的大隐静脉经常为泡沫硬化剂的注入点。因此，应记录这些区域内隐静脉的深度。

副隐静脉定义为在大腿内与大隐静脉平行走行的静脉。如果大隐静脉离开隐室走行，在连续纵向扫描时易将副隐静脉误认为是大隐静脉。在行横向扫描时即可避免这种错误。

应记录隐腘静脉连接点的腘静脉和小隐静脉直径以及沿小隐静脉全程的直径。认真记录小隐静脉末端明显的解剖变异。

穿通静脉反流的术前检查包括在任何部位探查到的穿通静脉的出口及再入口的图像。尽量使病理穿通静脉成像在一个平面，并记录穿刺角度。使用小腿挤压实验测定反流时间，大于500ms的反流被认为是病理性（图2.2）。

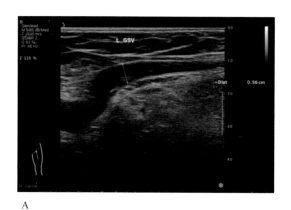

A

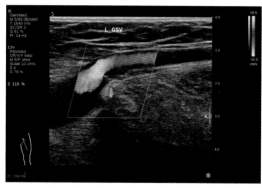

B

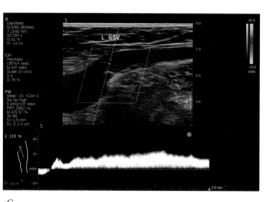

C

图2.2　大隐静脉的超声检查

A.隐股交界主干直径测量；B.隐股交界多普勒反流；
C.隐股交界反流时间测定。

四、超声在术中的使用技巧

超声引导下静脉穿刺对于初学者来说较为困难，但反复练习后可掌握。使用超声引导下静脉插管时，最好是追踪穿刺针的针尖（图2.3）。走行平直的静脉容易穿刺，而复发的曲张静脉的穿刺相对困难。

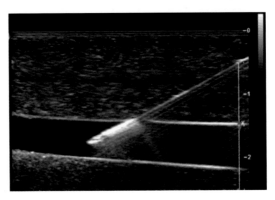

图2.3　超声引导下穿刺大隐静脉主干模拟图
要求主干和穿刺针成像于同一平面。

1. 注射部位

对于原发性大隐静脉反流，治疗大腿静脉曲张的最佳穿刺位置为膝关节的正下方，治疗小腿静脉曲张的最佳穿刺位置为小腿中段。对于原发性小隐静脉反流，最佳穿刺位置为隐腘静脉连接点下方10～15cm。对于穿通静脉，穿刺部位应与穿通静脉本身保持一定的距离，决不能穿刺入穿通静脉，因为穿通静脉有恒定的细动脉伴行。即使彩超扫描未见细动脉伴行亦应如此。

2. 四个连续的步骤

（1）使用B型超声成像确定静脉的位置（横断面和纵断面图像）。

（2）根据医生个人的喜好，以横断面或纵断面图像在超声监控下穿刺静脉。必须确定静脉腔内针头的位置，在继续下一步操作之前回抽得血是必要的。

（3）在超声持续引导下注入硬化剂以确保硬化剂无外漏。使用直接穿刺法时，持续超声观察是必要的，因为如下两个原因：①最初看到穿刺针回血是重要的但这并不全面，因为针尖的斜面可能穿透静脉壁；②在注射期间确保针头斜面未脱出静脉。

（4）注射后的超声监控：因为B超下易于辨别微小气泡，所以可显示泡沫硬化剂的扩散。使用超声探头可确定泡沫在整个靶曲张静脉团中的分布。

3. 术者的位置

（1）术者用于注射聚桂醇泡沫硬化剂的手应倚靠在患者肢体上，以避免在注射过程中发生移动。

（2）另一只手在注射过程中握持探头，在某种意义上术者必须保持这种姿势，使其双手和超声屏幕同时出现在视线内（图2.4）。

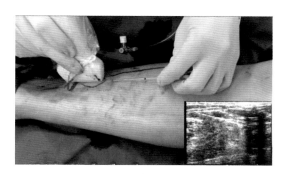

图2.4　操作手法

操作者双手协调，同时关注超声屏幕。

4. 注射器的选择

笔者喜欢使用含有橡胶塞的注射器（图2.5），因其同时可用于制备泡沫硬化剂，同时推注硬化剂更为流畅，有利于更好地控制剂量。

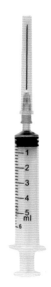

图2.5　带橡胶塞并且配套细针的5ml注射器

5. 选择穿刺针以及推注设备

（1）对于膝下浅静脉以及穿通静脉的注射，笔者使用5ml注射器配套针头。

（2）对于大隐静脉、小隐静脉主干的注射，笔者习惯使用套管针穿刺沿导丝置入椎动脉导管，在超声检测下后撤注射，有利于泡沫在大容量血管中的均匀分布。

五、超声引导泡沫硬化疗法在主干中的应用

患者仰卧位，患肢稍抬高，髋关节外旋，膝关节通常稍屈曲。在超声横断面或纵断面扫描的引导下进行静脉穿刺。从近端向远端小剂量连续注射，每次的聚桂醇泡沫用量限制在12～16ml，泡沫不太可能流入深静脉系统。小腿的注射用量通常略少，注射期间必须注意注射量对压力变化很敏感。如果注射的阻力逐渐增大，应停止注射并使用超声检查泡沫的扩展范围。治疗终点为被治疗的静脉变得不可压缩或注射的最大泡沫用量已经达到16ml。对于粗大静脉曲张，第一次治疗的重点在于闭塞隐静脉主干近段及引起反流的所有相关属支（如阴部静脉、腹壁静脉）。如果第一次治疗中泡沫用量受到限制，远侧属支通常在以后复诊时治疗。

1. 大隐静脉（单侧肢体）

第1次注射一般在距隐股静脉连接5ml的范围内开始，因为直径＞10mm的静脉容量较大。在近段注射时可通过轻柔的探头压力保护隐股静脉连接点和隐腘静脉连接点。可使用5ml注射器及配套针头多点直接注射或使用椎动脉导管后撤注射（图2.6）。根据隐静脉主干的直径，从近到远进行注射，泡沫用量以超声下充盈主干为标准，但一般总量不超过20ml。不必关注静脉属支是否能够闭合，泡沫流入这些属支有可能导致其痉挛。在第2次就诊时，应证实隐静脉主干闭塞，排除深静脉血栓形成。如果属支未闭合，可继续从近侧向远侧注射泡沫硬化剂入曲张的静脉属支，泡沫总量仍然不超过16ml。使用这样的方法治疗主干以及属支静脉需要1～4个疗程的治疗，具体取决于静脉的大小和复杂程度。

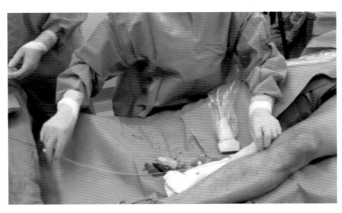

图2.6 超声引导下椎动脉导管插管
后撤式泡沫硬化剂注射闭合大隐静脉主干。

2. 大隐静脉（双侧肢体）

一侧肢体的大隐静脉主干按上述方法治疗，2天后再对另一条肢体进行治疗。两侧肢体肉眼可见的曲张静脉和/或远侧穿通静脉的后续治疗一般也在2天后完成，因此对于大多数双侧下肢粗大静脉曲张的患者可在相距2天的3～4次复诊完成治疗，以尽量减少泡沫用量和缩短穿着弹力袜的时间。

3. 小隐静脉（单侧肢体）

如果仅累及小隐静脉，对隐静脉主干及其属支的治疗一般1次完成，因为小隐静脉主干及其属支的容量相对较小。但是，在这种情况下泡沫用量应限制在10ml以内。对于大多数位于隐腘静脉连接点或小腿中段的直径＞10mm的小隐静脉主干，4～6ml的泡沫即可获得满意的闭合效果，其余的泡沫用于属支和穿通静脉。根据我们的经验，只有少数的患者出现下肢深静脉血栓形成，通常见于腓肠肌内侧静脉或比目鱼肌静脉，很少累及腘静脉。

4. 小隐静脉（双侧肢体）

因为我们治疗小隐静脉时将泡沫用量限制为10ml，而且通常只用4～6ml即可达到治疗终点，所以我们在每例患者每天的泡沫用量不超过16ml的条件下，通常在同一天内同时治疗双侧肢体的小隐静脉，或者在同一天内治疗同一侧肢体的大隐静脉和小隐静脉。

5. 穿通静脉

对于合并有脂性硬皮病或静脉性溃疡的粗大静脉曲张，在发病机制上通常合并数条穿通静脉曲张。虽然直接将泡沫注射入穿通静脉在技术上是可行的（图2.7），但在大多数情况下并无此必要。在穿通静脉近侧或远侧2～3cm处注射即可有足够的泡沫流入穿通静脉，并可减少相当数量的泡沫流入深静脉系统的风险。需要注意的是，从我们的经验来看，下肢病理穿通静脉的压力极高，泡沫硬化剂对于穿通静脉的治疗效果很大程度上取决于穿通静脉的直径。对于病例反流且直径小于3.5mm的穿通静脉，泡沫硬化剂的效果较为理想。对于直径大于该临界值的穿通静脉，效果欠佳，一般都会导致复通，因此选择各种热闭合方法应更合理。

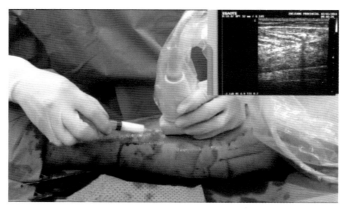

图2.7　超声引导下泡沫硬化剂穿通静脉闭合

六、治疗后的评估

治疗后早期应行彩色多普勒超声检查。最好在治疗后1天寻找深静脉血栓，因为深静脉血栓并不常见，许多在检查的第1天内即被清除。治疗完成后，患者于3个月和1年时复查。每次复查时，评价深静脉系统，全面评价浅表静脉系统包括硬化程度、血管再通范围、新发的穿通静脉功能不全和潜在反流的其他来源。粗大静脉曲张可发生血管再通。必要时在3个月和1年复查时对血管再通区域予以治疗。血管再通偶有出现较晚者，有人认为纤维化过程可使再次硬化治疗变得困难，但在我们的经验中纤维化过程并未降低后续治疗的效果，隐静脉主干的再通并不总是引起静脉曲张复发。建议 CEAP 临床分级 $C_3 \sim C_6$ 的粗大静脉曲张，特别是患有脂肪性硬皮病、白色萎缩症、静脉性溃疡或其他明显的慢性静脉功能不全皮肤表现的患者应长期、有规律地予以监测。及早治疗超声可见的复发可使并发症降低到最低限度。

七、超声引导泡沫硬化疗法的不良反应

根据国外研究统计，使用超声引导下泡沫硬化疗法治疗粗大静脉曲张具有很高的安全性，在6000多例下肢的超声引导下泡沫硬化治疗中，严重不良反应仅包括1例肺栓塞和1例严重的深静脉血栓形成。偶可发生累及肌肉小静脉的轻度深静脉血栓形成如腓肠肌内侧静脉，但穿着弹力袜和使用非甾体抗炎药即可缓解。

大部分患者的后期不良反应包括血液淤滞和含铁血黄素沉着，一般与静脉的大小呈比例，因此，粗大静脉曲张成为其中的突出代表。血液淤滞一般需3～6个月好转，可伴有沿受累静脉的紧绷不适感。在一些情况下，特别是患者主诉比较明显时，应抽吸淤滞的血液。抽吸时通常使用18G针连接5ml注射器抽成真空轻柔地抽吸。可在直视下进行，但在超声监控下可获得更好的效果，因为某些受累静脉位于纤维化的皮肤下面不易被肉眼观察。初次抽吸完毕后，最好以从远至近的方向轻轻地按摩受累血管，使更多的淤滞血液从穿刺口挤出。淤滞血液的抽吸可在治疗后的任何时间进行，但是超过治疗后4～6周抽吸的效果较差，因为血栓已被硬化所取代。

与血液淤滞相关的偶发静脉炎（occasional phlebitis）可在术后即刻发生，偶见于治疗后4～6周。这种静脉炎通常对非甾体抗炎药和/或抽吸的反应良好。

化学性静脉炎（chemical phlebitis）可能是超声引导下泡沫硬化治疗后静脉对硬化剂的反应过度强烈所致，可出现皮肤表面炎症、红肿和变硬。超声扫描显示被治疗静脉周围的脂肪间隙内出现强回声区。这也可能是被治疗血管不必要地使用过多硬化剂所致。这种情况常见于膝下小静脉，对于粗大静脉曲张来说很少见；即使出现，给予非激素类抗炎药后通常可迅速恢复。含铁血黄素沉着一般需6～12个月才能消退，罕见病例可持续1年以上。这种含铁血黄素沉着极有可能与大量的血液淤滞有关。淤滞血液的抽吸可作为早期预防性治疗措施。继发于硬化剂外渗的皮肤溃疡是一种公认的潜在并发症，但在我们的工作中未见这种病例。也未见因意外的动脉内注射引起皮肤或肌肉坏死者。

八、结 论

多年来压迫治疗和外科手术曾经是慢性静脉功能不全的基本治疗原则，但是其重要性正在逐渐消失。新的微创技术包括隐静脉的射频消融术、静脉腔内激光治疗及使用聚桂醇泡沫硬化剂消融静脉被证明是安全有效的，患者更易于接受。一般来说，超声（尤其是彩色多普勒超声）为慢性静脉功能不全提供了可靠的诊断，促进了微创治疗的发展。治疗中和治疗后彩色多普勒超声监测为整个治疗过程提供了最好的管理，这确保能够早期预防并发症，使失败机会降到最低限度。彩色多普勒超声检查在慢性静脉功能不全的患者管理中的各个时期都是必不可少，对目前静脉治疗的革命起着至关重要的作用。丰富的经验、严谨的思考、统一的检测和对病理过程的认识，这些对获得满意的疗效都是必要的。

参 考 文 献

［1］ LABROPOULOS N，Leon LR Ir Duplex evaluation of venous insufficiency．Semin Vase Surg，2005，8：5-9．

［2］ BALLARD J，BERGAN J，DELANGE MR．Venous imaging for reflux using duplex ultrasonography．In：AbuRahma A，BetganJ，eds．Noninvasive Vascular Diagnosis．London：Springer-Verlag，2000：329-334．

［3］ DEPALMA RG，KOWALJEK DL，BARCIA TC，et al．Target selection for surgical intervention in severe chronic venous insufficiency：comparison of duplex scanning and phlebography［J］．J Vase Surg，2000，32：913-920．

［4］ YAMAKI T，SASAKI K，NOZAKI M．Preoperative duplex-derived parameters and angioscopic evidence of valvular incompetence associated with superficial venous insufficiency［J］．J Endovasc Ther，2002，9：229-233．

［5］ BLOMGREN L，JOHANSSON G，DAHLBERG-AKERMAN A，et al．Recurrent varicose veins：incidence，risk factors and groin anatomy［J］．Eur J Vase Endovasc Surg，2004，27：269-274．

［6］ BOUNAMEAUX H，HUBER O．Postoperative deep vein thrombosis and surgery for varicose veins．Letter to Editor［J］．BMJ，1996，312：1169．

［7］ CABRERA J，CABRERA J JR，GARCIA-OLMEDO MA．Treatment of varicose long saphenous veins with sclerosant in microfoam form：long term outcomes［J］．Phlebology，2000，15：19-23．

［8］ BARRETT JM，ALLEN B，OCKELFORD A，et al．Microfoam ultrasound guided sclerotherapy of varicose veins in 100 legs［J］．Dermatol Surg，2004，30：6-12．

［9］ MEKENAS L，BERGAN J．Venous reflux examination：technique using miniaturized ultrasound scanning［J］．J Vase Tech，2002，2：139-146．

［10］ LABROPOULOS N，TIONGSON J，PRYOR L，et al．Definition of venous reflux in lower-extremit veins［J］．J Vase Surg，2003，38：793-798．

［11］ MASUDU EM，KISTNER RL＞EKIOF B．Proospective study of duplex scantling for venous disorders：reflux：comparison of Valsulva and pneumatic cuff techniques in the reverse Trendelenburg and standing positions［J］．J Vase Surg，1994，20：711-720．

［12］ VASDEKIS SN，CLARKE GH，NICOLAIDES AN．Quantification of venous reflux by means of duplex scanning．J Vase Surg，1989，10：670-677．

［13］ BERGAN JJ，FASCARELLA L．Severe chronic venous insufficiency：primary treatment with sclerofoam［J］．Semin Vase Sarg，1995，18：49-56．

［14］ CAGGIATI A，BERGAN JJ，GLOVICZKI P，et al，Nomenclature of the veins of the lower limbs：an international interdisciplinary consensus statement［J］．J Vase Surg，2002，36：416-422．

［15］ CAGGIATI A，BERGAN JJ，GLOVICZKI P，et al．Nomenclature of the veins of the lower limbs：extensions, refinements, and clinical application [J]. J Vasc Surg, 2005, 41: 719-724.

[16] KAKKOS SK, BOUNTOUROGLOU DG, AZZAM M, et al. Effectiveness and safety of utrasound-guided foam sclerotherapy for recurrent varicose veins: immediate results [J]. J Endovasc Ther, 2006, 13: 357-364.

[17] MORRISON N, NEUHARDT DL, HANSEN K, et al. Tracking foam to the heart and brain following ultrasound-guided sclerotherapy of lower extremity veins [J]. Austr NZ J Phlebol, 2007, 10: 6-10.

[18] 卢凯平, 蒋劲松, 等. 超声引导下泡沫硬化剂治疗下肢穿通静脉功能不全 [J]. 中华普通外科杂志, 2016, 31 (4): 275-276.

[19] 卢凯平, 蒋劲松, 等. 泡沫硬化剂治疗下肢穿通静脉功能不全的长期随访结果 [J]. 中华普通外科杂志, 2019, 34 (6): 506-508.

[20] TAKASE S, SCHMID-SCHONBEIN G, BERGAN JJ. Leukocyte activation in patients with venous insufficiency [J]. J Vasc Surg, 1999, 30: 148-156.

毛细血管及网状静脉扩张的聚桂醇硬化治疗术

张　矛

（四川省人民医院血管外科）

　　毛细血管扩张为皮肤或黏膜内的小血管持久性扩张，直径0.1～1mm，多为小静脉或小动脉。部分患者是先天性的，但大多数是后天性的。动脉端毛细血管扩张偏红色、扁平，多发于女性面部，临床表现为面部的丝状、点状、星芒状或片状红斑。仔细看能见到皮肤上许多红色血管，就像一丝丝红线头。此类毛细血管扩张不主张行硬化治疗，推荐激光照射治疗或药物治疗。相反，静脉端毛细血管扩张偏蓝色、凸起，仔细检查均伴有网状静脉扩张，此类毛细血管扩张最适宜行硬化治疗（图2.8）。

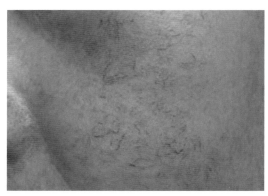

A

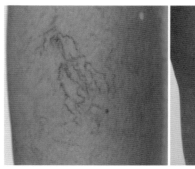

B

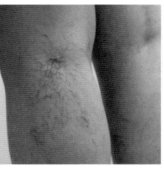

图2.8　毛细血管扩张

A．动脉端毛细血管扩张；B．静脉端毛细血管扩张。

网状静脉是分支静脉的下一级静脉，壁薄，蓝紫色，直径1～3mm。外侧皮下静脉系统（LSVS）是经典的网状静脉，串联起大小隐静脉的分支。下肢静脉曲张相关的毛细血管扩张属静脉倒流性疾病，是由于下肢静脉压力增高导致的皮内静脉和毛细血管扩张，一般都伴随有网状静脉扩张或浅静脉曲张（图2.9）。88%的毛细血管扩张与LSVS的扩张有关。

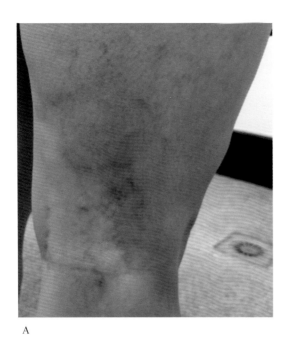 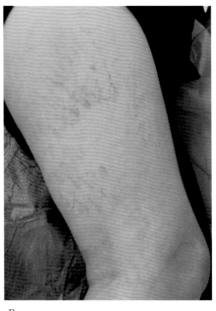

A   B

图2.9　网状静脉扩张与外侧皮下静脉系统
A. 网状静脉扩张；B. 外侧皮下静脉系统。

网状静脉及毛细血管硬化疗法是指在网状静脉及毛细血管内注射液体或泡沫硬化剂产生化学消融来去除病变血管。2014年发布的《慢性静脉疾病硬化疗法欧洲指南》强烈推荐网状静脉扩张和毛细血管扩张采用硬化疗法（推荐级别1A级）。从各种指南和专家共识看，网状静脉和毛细血管扩张通常是伴发的，单纯的毛细血管扩张通常是动脉端的毛细血管扩张，与内分泌、免疫、激素等异常有关，不适宜行硬化治疗。如果勉强行硬化治疗，不仅治疗困难，而且效果不好、容易复发。

如果同时伴有浅静脉曲张，应先期行曲张浅静脉的泡沫硬化治疗，二期再行网状静脉和毛细血管的硬化治疗。分期治疗的理由是考虑到网状静脉和毛细血管是曲张浅静脉血液反流途径的下一级血管，单纯性下肢静脉曲张是静脉血液反流、静脉高压导致的。曲张浅静脉的泡沫硬化治疗后，因为网状静脉和毛细血管内的静脉反流减少，会有不同程度的好转，二期再对未好转的部分进行硬化治疗。

网状静脉和毛细血管的聚桂醇注射液硬化治疗的处理原则依然按照硬化治疗先近端后远端以及先粗后细的处理原则。先用硬化剂处理网状静脉扩张是整个治疗的关键，下肢静脉曲张相关的毛细血管扩张一定有扩张的网状静脉与之相通，作为回流通道，静脉反流的主要压力也来自此处。治疗网状静脉时，部分硬化剂会从网状静脉流入扩张的毛细血管。如果不处理相应的网状静脉，毛细血管扩张很容易复发。有的网状静脉肉眼观察不明显，可使用多普勒超声或静脉定位仪辅助穿刺。由于泡沫硬化剂的弥散能力更强，用来处理网状静脉可减少治疗次数，当用液体硬化剂处理扩张毛细血管时，最末梢极细的毛细血管不必处理，其近端上级回流血管经处理闭塞后，同时口服迈之灵和地奥司明等静脉活性药物可促进其消退。

物品准备如下：

- 一次性5ml注射器   2个
- 一次性三通器   1个
- 一次性手套   1个
- 70%医用消毒酒精   1瓶
- 5.5G头皮针   1支
- 短展弹力绷带   1卷
- 医用弹力袜   1双
- 聚桂醇注射液   1瓶
- 多磺酸黏多糖乳膏（喜辽妥）   1支

治疗室自然光线良好便于观察血管，保持温暖避免寒冷导致静脉痉挛影响穿刺。穿刺和注射时患者均处于平卧位。建议使用1%聚桂醇原液，也可将1%的聚桂醇原液与生理盐水按照1∶1的比例将其稀释成0.5%浓度的聚桂醇进行使用，如果采用泡沫硬化建议使用1%的聚桂醇原液与空气混合配制成泡沫硬化剂，2个5ml注射器和1个头皮针连在三通器上。一个注射器装2ml聚桂醇注射液和3ml空气，另一个注射器装5ml空气，旋转三通阀门接通两个注射器，按Tessari法配制成10ml 1%的泡沫硬化剂，现配现用，70%医用酒精或其他无色消毒剂消毒穿刺点皮肤，酒精消毒由于挥发的原因，静脉容易发生收缩不利于穿刺。旋转三通阀门接通一个注射器和头皮针，排尽头皮针内空气，针头尽量平行于皮肤穿刺（图2.10）。网状静脉可通过回抽见血确定注射在血管内，毛细血管只能通过注射开始时观察到血液立即排空的现象确定注射在血管内。若穿刺部位周围皮肤即刻变白，必须立即终止注射，并用力揉搓分散药液，以避免皮肤损伤。泡沫硬化治疗时始终保持两个注射器和一个头皮针连在三通

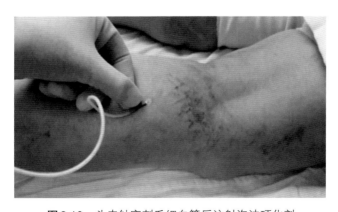

图2.10 头皮针穿刺毛细血管后注射泡沫硬化剂

器上，通过旋转三通阀来进行泡沫硬化剂的配制和推注。泡沫硬化剂通常使用21～25G针头，泡沫硬化剂通过更细的针头时会被破坏，液体硬化可选择最细到32G针头。一般来说网状静脉以及粗大的毛细血管被硬化闭塞后，其周边的末端毛细血管扩张会自行消退，不必每处扩张的毛细血管都去穿刺注射硬化剂（图2.11）。硬化剂注射后静脉会明显的痉挛，将血液排空，一段时间后痉挛血管会回复扩张，血液反流形成较多血栓，因此要迅速地在10分钟内完成硬化剂聚桂醇的注射，之后立即用弹力绷带或弹力袜完成偏心性压迫。

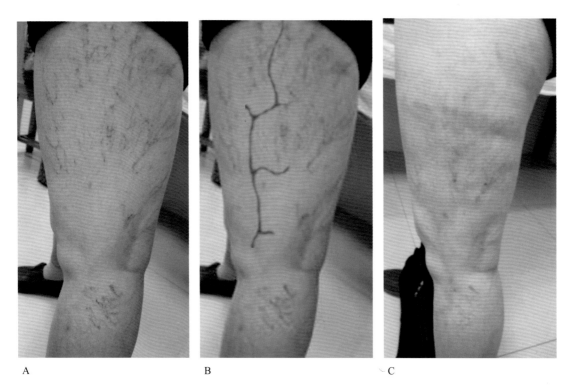

图2.11　网状静脉硬化治疗前后对照
A.硬化治疗前；B.寻找网状静脉；C.硬化治疗1月后。

参 考 文 献

［1］（美）扎林斯，格韦尔特兹. 血管外科手术图谱［M］. 王深明译. 北京：人民卫生出版社，2010.
［2］张培华，蒋米尔. 临床血管外科学［M］. 第2版. 北京：科学出版社，2007.
［3］陈孝平，汪建平，赵继宗. 外科学［M］. 第9版. 北京：人民卫生出版社，2018.
［4］（德）迪特里希等. 介入性超声实践指南和图谱［M］. 尹立雪译. 天津：天津出版传媒集团，2019.
［5］张矛，刘洪，王寒琛，等. 聚桂醇硬化治疗下肢静脉曲张相关毛细血管扩张［J］. 世界最新医学信息文摘，2019，19（25）：87-88.
［6］彭军路，张峰，贺新奇，等. 静脉定位仪引导下肢网状静脉与毛细血管扩张症硬化治疗效果评价［J］.

中国医药导报，2016，13（20）：72-75.

［7］胡锡祥，师天雄，缪健航. 泡沫硬化剂在下肢静脉曲张以及毛细血管扩张症中的应用［J］. 中西医结合心血管病杂志，2015，3（11）：93-94.

［8］张涛，刘惠丹，沈荣基. 下肢网状静脉与毛细血管扩张症的泡沫硬化剂注射治疗［J］. 中国血管外科杂志（电子版），2011，3（1）：20-21.

［9］侯乐伟，梅志军，邓国瑜，等. 1%聚桂醇硬化剂治疗下肢毛细血管扩张［J］. 中国微创外科杂志，2013，13（9）：796-797，809.

聚桂醇泡沫硬化剂注射联合TriVex旋切术

林少芒　李　强

（广州医科大学附属第二医院血管外科）

　　硬化剂是指可引起不可逆的血管内皮细胞损伤、最终导致血管纤维化使血管腔闭塞的化学制剂。硬化剂又可分为液体硬化剂和泡沫硬化剂，而后者是临床最常用的硬化治疗手段。聚桂醇作为泡沫硬化剂在临床已被广泛使用。硬化疗法是指通过注射化学药物刺激人体局部，形成纤维结缔组织使病变硬化萎缩，从而达到祛除病变或治疗疾病目的的治疗方法。血管硬化疗法是将硬化剂直接注入病变血管内，通过其化学刺激作用造成局部血管内皮损伤，进而发生血栓、内皮剥脱和胶原纤维皱缩，使血管闭塞最终转化为纤维条索（硬化），从而达到去除病变血管的治疗目的。

　　2003年，欧洲泡沫硬化剂疗法协调会议（European Consensus Meeting on Foam Sclerotherapy）指出："泡沫硬化剂疗法是静脉曲张治疗的有效方法之一。"会议制定了安全有效的泡沫硬化剂治疗定义，并容许有经验的医生应用泡沫硬化剂疗法治疗包括隐静脉干在内的大隐曲张静脉。2006年，第二届欧洲泡沫硬化剂疗法协调会议（2nd European Consensus Meeting on Foam Sclerotherapy 2006）进一步指出，泡沫硬化剂疗法的应用推广已经使作为微创治疗静脉曲张的硬化剂疗法得到了复兴；泡沫硬化剂应用于各种类型静脉曲张疾病的安全性和有效性已经得到世界范围的公认。泡沫硬化疗法已经成为静脉曲张治疗的确切选择之一。2016年《硬化剂治疗下肢静脉曲张（中国）专家指导意见》以及2020年《聚桂醇注射液治疗下肢静脉曲张微循环专家共识》更进一步指出，硬化剂注射已经成为临床常用的治疗手段，为该病的微创治疗起到了积极的推动作用。

一、泡沫硬化剂治疗的作用原理和治疗目标

　　（1）聚桂醇泡沫硬化剂的作用原理：①注入硬化剂后即刻形成血栓；②1周后组织坏死形成溃疡；③10天后肉芽组织形成；④3～4周纤维化闭塞静脉腔；⑤1个月后纤维化形成。

　　（2）聚桂醇泡沫硬化剂的治疗目标：①将曲张的静脉转化为纤维条索；②消除静脉曲张；③改善病理性血流动力状态；④缓解静脉高压；⑤达到美容的效果。

二、泡沫硬化剂治疗适应证和禁忌证

（1）治疗适应证：原则上所有类型的下肢静脉曲张都适合使用泡沫硬化治疗，尤其适用于：①下肢浅静脉曲张（管径≤8mm）；②属支和交通支静脉曲张；③网状静脉曲张和毛细血管扩张（蜘蛛形静脉曲张）；④会阴部静脉曲张；⑤腿部溃疡周围静脉曲张；⑥静脉畸形（低流量/低速）；⑦穿通支静脉功能不全（在超声引导下）；⑧静脉曲张治疗后的残留、新发或复发。

（2）治疗禁忌证：绝对禁忌证：①已知对硬化剂过敏者；②急性深静脉血栓形成和/或肺动脉栓塞；③全身感染或拟硬化治疗的区域局部感染；④长期制动和限制卧床；⑤已知右向左分流的先天性心血管发育畸形，如症状性卵圆孔未闭等。相对禁忌证：①妊娠；②哺乳（中断哺乳2～3天）；③严重外周动脉闭塞性疾病；④全身情况较差；⑤严重过敏体质；⑥血栓栓塞风险较高（如血栓栓塞病史、有严重血栓形成倾向、高凝状态和癌症等）；⑦急性浅静脉血栓；⑧既往硬化剂治疗后发生了神经系统疾病，包括偏头痛等。

三、泡沫硬化剂治疗操作流程

1. 泡沫硬化剂的特点和优势

硬化剂（泡沫或液体）被注入血管后，将相当于自身容量的血液从该段血管内排挤到其他部位，然后通过硬化剂的直接化学刺激作用，导致蛋白质变性引起血管内皮损伤、脱落和胶原纤维收缩，曲张的静脉转化为纤维条索。泡沫硬化剂是指把液体硬化剂与气体混合而形成的新型泡沫状硬化剂物质。液气比为1∶4的泡沫的稳定性和对血流的置换能力最佳。泡沫表面张力可产生"驱赶血流"效应，具有抗稀释作用并能够保持药物浓度在血管内的相对恒定，从而提高疗效；可最大限度地增加与血管内皮的接触面积和时间；能有效减少硬化剂的用量，减轻不良反应；为静脉血管留下足够的收缩空间，硬化闭塞后更为美观。

2. 泡沫硬化剂的制备方法

建议采用Tessari法制备聚桂醇泡沫硬化剂。使用两个一次性10ml塑料注射器，一个注射器内盛有2ml液体硬化剂溶液，另一个注射器内盛有6～8ml空气，两个注射器的端口通过三通阀连接，快速来回推送两个注射器的内容物10～20次，由此形成湍流产生泡沫。建议在完成10次推注后可以将通道口适度关小，以增加气液混合的均匀度。液气比为1∶4的泡沫的稳定性和对血流的置换能力最佳。常选用的气体有空气、二氧化碳等（图2.12）。

3. 泡沫硬化剂的剂量与浓度

常规情况下，推荐每条下肢每次注射的最大泡沫用量为10ml，如果要注射更大泡沫用量，需根据个人的风险效益进行评估，但不能超过20ml。在治疗较粗大的曲张静脉时，泡沫硬化剂应尽可能黏稠。如果范围广泛，建议分期治疗。

4. 术前准备

①实验室常规检查，超声检查深静脉、浅静脉和穿通静脉；②记录病史，对于有可疑

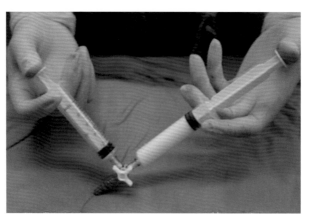

图2.12　泡沫硬化剂的制备

右向左心脏分流患者完善心脏超声检查；③签署知情同意书；④备皮，超声等相关设备的准备；⑤4.5～5.0G头皮针或30～34G无痛注射针，5ml、10ml注射器及三通阀若干；⑥弹力绷带或医用弹力袜；⑦术前站立位对曲张静脉使用甲基紫进行标记；⑧聚桂醇注射液；⑨必要的急救药品。

5. 注射方法

原则是从近端向远端、从直径较大的静脉（如大隐静脉）到直径较小的静脉（如蜘蛛网状静脉）。制成泡沫后，分2～3个部位注射，注射需在超声监控下进行，如果观察到泡沫外渗须停止注射。处理浅表曲张静脉时，以超声探头或手按摩的方式，使泡沫硬化剂向附近的曲张静脉弥散。每次注射之后，须行足背屈运动来清除进入深静脉的泡沫。

四、泡沫硬化剂注射后管理

1. 常见不良反应

临床需要观察硬化剂聚桂醇注射后常见的不良反应如下。①过敏反应：通常发生于注射后的30分钟内，一般表现为皮疹、瘙痒，严重者可发生过敏性休克。处理的关键是及早发现，对于已经发生可疑过敏的患者应积极给予抗过敏药物或糖皮质激素治疗，严重者需要积极抢救；②急性下肢深静脉血栓形成和肺栓塞：过量使用泡沫硬化剂（单次超过40ml泡沫）、长期口服避孕药均是深静脉血栓形成的危险因素。另外，高凝倾向、既往深静脉血栓史及肺栓塞史也是术后出现深静脉血栓的高危因素，建议对于这些患者应高度重视。主要措施包括术中小剂量、多次注射高浓度的硬化剂；术中即刻反复足部背屈；术后增加下地活动、术后给予预防性抗凝药物等；③神经并发症：包括短暂性视觉障碍、短暂性脑缺血发作或脑卒中等。短暂性视觉障碍通常表现为幻视、视物模糊乃至一过性黑矇，但多数患者持续时间不超过2小时，休息后可自愈；④血栓性浅静脉炎：这是硬化治疗的最常见不良反应。通常表现为表浅静脉周围的皮肤发红、疼痛、伴有条索状物，常发生于治疗后1～2周。局部进一步加压可改善症状，非甾体抗炎药可改善疼痛和促进炎性反应吸收，因此静脉炎为无菌性炎性反应，不建议常规使用抗生素治疗。如患者症状较重，表现为条索明显，可在超声引导下使用粗针穿刺受累静脉，将血栓挤出，并协助去除局部硬结，缓解症状。预防性进行抗凝治疗、控制硬化剂剂量和浓度的规范化、治疗后注意侧壁加压包扎、常规使用医用弹力袜均有助于预防血栓性静脉炎，减少其发生；⑤色素沉着：主要原因是炎症诱导的黑色素生成、红细胞外溢、血栓机化及继发的含铁血黄素沉积。微血栓是重要影响因素，早期通过清除微血栓可减少色素沉着的发生，微血栓形成和大多数色素沉着通常于6～12个月内自行消失，个别情况下会持续更长时间，需要事先告知患者；⑥皮肤坏死：主要与硬化剂类型及浓度、硬化剂溢出血管外、动脉内注射以及硬化剂经动静脉瘘扩散等因素有关；⑦胸闷或咳嗽，可能是泡沫弥散至肺部刺激小血管引起，建议平卧30分钟，同时加强足背屈活动。

2. 压迫疗法

硬化治疗后，在注射部位局部压迫5～10分钟，再用弹力绷带自远端向近端包扎下肢。弹力绷带持续包扎3～7天后改为白天穿弹力袜至少1个月，以避免或减少残留血栓、血栓性静脉炎和皮肤色素沉着的发生。治疗后的1个月内避免过重负荷，避免长途旅行。

五、聚桂醇泡沫硬化剂注射后随访

第1次随访应在术后2周内，这是处理不良反应的最佳时间；术后第1年，分别在第1、第3、第6和第12个月进行随访；以后每年至少随访1次。

TriVex（transilluminated powered phlebectomy）旋切术也称为曲张静脉微创刨吸术，该术式于2000年由Cheshire N等首先报道，然后逐渐在欧洲、美国推广开来，并取得良好效果。2002年首次在中国开展此项手术。TriVex对中重度的下肢静脉曲张团块治疗效果较好，逐渐在临床上得以广泛应用。

1. 手术指征

适应证：TriVex旋切术适合大多数下肢静脉曲张患者，包括下肢浅静脉曲张、下肢浅静脉曲张伴下肢皮肤色素沉着合并慢性溃疡、下肢浅静脉曲张伴血栓性静脉炎、下肢静脉曲张伴皮下脂质硬化及纤维板等。

禁忌证：①年老体弱、孕妇或有严重内科疾病，不能耐受手术；②手术区域有急性炎症，如丹毒、淋巴管炎、淋巴结炎、急性血栓性浅静脉炎等；③继发于下肢深静脉血栓形成后综合征的下肢静脉曲张；④继发于布-加综合征的下肢静脉曲张；⑤妊娠期的下肢静脉曲张；⑥盆腔肿瘤压迫引起的下肢静脉曲张；⑦下腔静脉病变或受压引起的下肢静脉曲张；⑧先天性下肢动静脉畸形继发的下肢静脉曲张。

2. 术前准备

（1）设备准备

1）TriVex手术设备和器械，主要由TriVex切除刨刀和附带灌注装置的冷光源（图2.13）组成。

2）术中使用压力注射泵（压力设定为400～500mmHg）灌注冲洗液和充盈液。

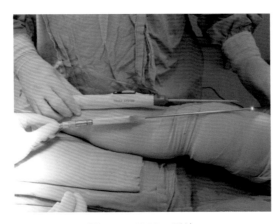

图2.13　TriVex系统

3）冲洗液和充盈液配制：冲洗液和充盈液是由1000ml生理盐水加1～2ml 1：1000肾上腺素再加50ml 1%利多卡因配制而成（曲张静脉若先应用硬化剂注射者可以不需要加入肾上腺素，术中采用神经阻滞麻醉或腰麻者可以不加入利多卡因）。

（2）患者准备

1）TriVex术前患者需站立位使静脉曲张扩大到最大限度，使用标记笔准确地绘出曲张静脉的轮廓和范围（图2.14、图2.15）。

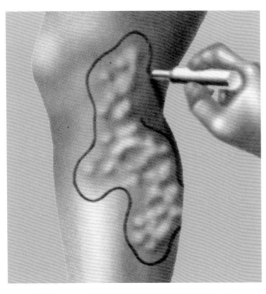

图2.14　术前标记曲张静脉范围（一）

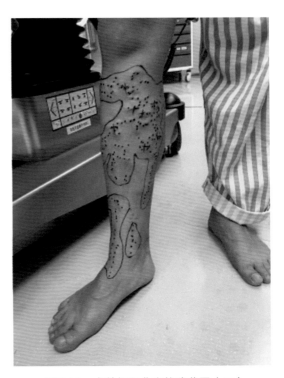

图2.15　术前标记曲张静脉范围（二）

2）先行传统的大隐静脉高位结扎剥脱术，或大隐静脉射频、微波、激光等腔内热消融闭合术。

3）曲张静脉可配合泡沫硬化剂注射治疗。

3. 手术操作

（1）患者采用仰卧头低脚高位，关闭手术室无影灯。

（2）切开选择：手术切口大小2～3mm，切口部位以力求达到既满足最大限度地去除曲张静脉，又能减少切口的数目为宜。切口紧贴曲张静脉团，但可以不位于曲张静脉上。在曲张静脉的近端和远端各做一个切口，分别插入刨吸刀和冷光源，切口可交替使用。

（3）充盈麻醉：将TriVex带灌注的冷光源连接到预先加压的充盈液上。经切口将冷光源插入静脉下至少3～4mm处。液体由头端注入以显现曲张静脉的范围和轮廓，同时将曲张静脉与周围组织分离。

（4）用TriVex刨刀进行切除：刨刀头插入静脉周围的皮下组织内，沿着曲张静脉的侧方和下方旋转活动，力求将更多的静脉曲张切除（图2.16、图2.17）。旋切刀转速为1000～1500转/分钟。刨吸刀有直径4.5mm和5.5mm两个规格，常规使用直径4.5mm刨刀，如曲张静脉直径较粗或合并浅静脉血栓，可使用直径5.5mm刨刀。手术时绷紧皮肤，以增加表皮和皮下组织的张力，提高手术的安全性。

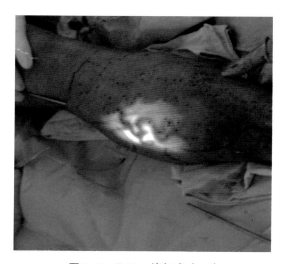
图2.16　TriVex旋切术（一）

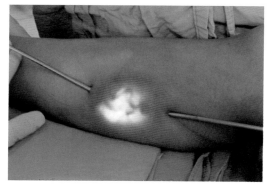
图2.17　TriVex旋切术（二）

（5）再次注入充盈液：充盈液可将皮下血肿冲走，将术后瘀斑及皮下血肿减轻到最低限度，并可确保术后舒适。

4. 术后处理

（1）术后挤净皮下积液，用棉垫及弹力绷带加压包扎（图2.18），压力由远及近逐渐减少，要有一定梯度，松紧度要适宜，2天后拆绷带改穿弹力袜（图2.19）。

（2）术后注意保暖，回病房后抬高患肢促进静脉回流。

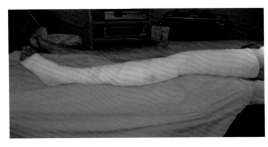

图2.18　弹力绷带加压包扎

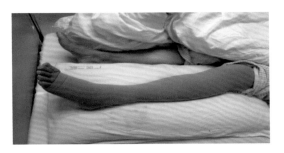

图2.19　穿弹力袜

（3）鼓励患者早期下床活动。

（4）术后48～72小时拆除弹性绷带，伤口换药。

六、并发症的预防与处理

（1）皮肤瘀斑和皮下血肿：是常见的并发症，预防与处理有以下几点：

1）减少创面、减轻创伤：尽量施行有限度的刨吸，直径较小静脉可配合硬化剂注射治疗，刨吸后皮下反复冲洗和预防性用尖刀做小切口引流至关重要。

2）加压包扎：手术结束后，切口可不予缝合，在病变处覆盖纱布垫，将皮下创面压闭，然后用弹力绷带从肢体远端向近端呈叠瓦状加压包扎，注意压力均匀适当，既能将创面压闭，又不至于影响手术肢体的血液供应。

3）处理：皮肤瘀斑和轻度的皮下血肿可待其自行吸收或外用多磺酸黏多糖软膏（喜辽妥），血肿较大需穿刺或做小切口将皮下血肿挤出，并配合良好的加压包扎，拆除绷带后可继续外用喜辽妥。

（2）深静脉血栓形成

1）为预防术后发生深静脉血栓形成，术中应避免损伤股静脉。大隐静脉高位结扎时尽量结扎5条属支，并紧贴隐股点结扎。大隐静脉行射频、微波、激光等腔内热消融时，需彩超反复确认导管头端位于隐股点下方约2cm。

2）术后次日开始行患肢被动活动，逐渐转为主动活动，并鼓励患者尽早下床活动。拆除绷带后即穿弹力袜下床活动。

3）术后无须常规抗凝预防深静脉血栓，如患者高凝或术前即合并浅静脉血栓，术后可给予必要的预防措施，如低分子肝素或拜瑞妥，一般应用3～5天即可。

4）术后如出现患肢明显肿胀、疼痛，高度怀疑深静脉血栓形成时，应及时行相关检查，明确诊断后积极给予抗凝、溶栓或吸栓治疗。

七、随访复查

患者术后2～3天拆除绷带后即可出院，术后1周门诊复查。建议患者分别于术后第3、第6和第12个月定期门诊随访复查，必要时行下肢静脉彩超检查，1年后建议每年复查1次。

据我科十几年的探索，TriVex旋切术前先行曲张静脉聚桂醇泡沫硬化剂注射，再行刨吸术。聚桂醇泡沫硬化剂注射联合TriVex旋切术（图2.20、图2.21）：泡沫硬化剂注射可以减少出血，对直径较小（≤6mm）的曲张静脉和毛细血管不需要旋切，TriVex旋切术能在直视下彻底清除曲张静脉，精准操作可以减少创伤、保证美观。泡沫硬化剂联合TriVex旋切术可以取长补短、优势互补。手术技巧：大隐静脉射频、微波、激光闭合或抽剥；经皮穿刺注射少量的泡沫硬化剂，可引起血管痉挛、减少出血；TriVex旋切前皮下注入适量的肿胀液，可减轻旋切的创伤、避免术后血肿、硬结等；术后适当的压力绑带加压包扎患肢48～72小时。术后处理要点：有高凝状态或术前有浅静脉血栓患者术后常规拜瑞妥抗凝治疗3～5天；术后鼓励患者多活动下肢，尽早下地活动；拆除绑带后穿阶梯式压力袜1～3个月；局部瘀斑可外用喜辽妥治疗。

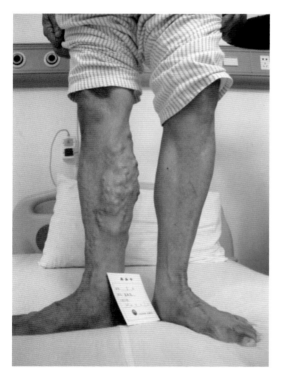

图2.20　硬化剂联合TriVex术前

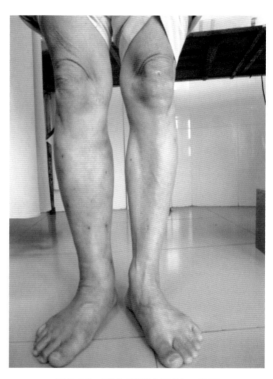

图2.21　硬化剂联合TriVex术后

参 考 文 献

［1］BREU FX, GUGGENBICHLER S. European Consensus Meeting on Foam Selerotherapy，April，4-6，2003，Tegernsee，Germany［J］. Dermatol Surg，2004，30：709-717.

［2］BREU FX, GUGGENBICHLER S, WOLLMANN JC. 2nd European Consensus Meeting on Foam Selerotheraphy，2006，Tegernsee，Germany［J］. Vasa，2008，37：S1-S9.

［3］王深明，等. 硬化剂治疗下肢静脉曲张（中国）专家指导意见（2016）［J］. 中华血管外科杂志，

2016，1（3）：149-153.

［4］中国微循环学会周围血管疾病专业委员会，等. 聚桂醇注射液治疗下肢静脉曲张微循环专家共识［J］. 血管与腔内血管外科杂志，2020，6（5）：377-381.

［5］TESSARI L，CAVEZZI A，FRULLINI A. Preliminary experience with a new sclerosing foam in the treatment of varicose veins［J］. Dermatol Surg，2001，27（1）：58-60.

［6］CHESHIRE N，ELIAS SM，KEAGY B，et al. Powered phlebectomy（TriVex）in treatment of varicose veins［J］. Ann Vasc Surg，2002，16（4）：488-494.

［7］林少芒，张智辉，吴伟京. 腔内射频闭合术联合旋切术治疗下肢静脉功能不全［J］. 中国血管外科杂志（电子版），2009，1（1）：30-32.

［8］吴权辉，林少芒，张智辉，等. 泡沫硬化剂联合透光静脉旋切术治疗下肢静脉曲张［J］. 广东医学，2014，35（7）：1059-1062.

聚桂醇泡沫硬化剂治疗下肢静脉曲张的常见并发症及处理

崔家森

（复旦大学附属华东医院血管外科）

聚桂醇泡沫硬化剂治疗下肢静脉曲张的常见并发症包括过敏反应、下肢深静脉血栓形成和肺栓塞、神经并发症、血栓性浅静脉、色素沉着、皮肤坏死、咳嗽与胸闷、丛簇性微细血管扩张、误入动脉等，需要正确认识和处理。

一、过敏反应

泡沫硬化剂注射过程中或者治疗后，少数患者会出现皮肤过敏，临床以瘙痒、红斑、丘疹、荨麻疹、心悸等为主要表现。过敏反应通常发生于注射后的30分钟内，但亦可以发生于更晚期。大多数时候，过敏反应表现为轻微的局部或全身荨麻疹。处理的关键是及早发现，对于已经发生可疑过敏的患者，应积极给予抗过敏药物或糖皮质激素治疗，如地塞米松磷酸钠注射液（建议静脉滴注，一次2～20mg）。严重者需要积极抢救。过敏反应的发生原因与泡沫硬化剂有关。

二、下肢深静脉血栓形成和肺栓塞

血栓栓塞是聚桂醇泡沫硬化剂治疗最严重的并发症，包括深静脉血栓形成（DVT）、肺栓塞（PE）。有研究显示，泡沫硬化剂治疗后DVT发生率为0.6%～0.8%，PE发生率为0.08%～0.15%。过量使用泡沫硬化剂（单次超过40ml泡沫）、长期口服避孕药均是深静脉血栓形成的危险因素。另外，高凝倾向、既往深静脉血栓史及肺栓塞史也是术后出现深静脉血栓的高危因素，建议对于这些患者应高度重视。注入浅静脉的泡沫硬化剂可通过穿通支进入深静脉，导致DVT和PE的发生。若是卵圆孔未闭或房间隔缺损患者，泡沫顺静脉回流到达心脏后，经颈动脉可能导致脑血管闭塞。为降低DVT、PE发生风险，术者注射泡沫硬化剂时应在超声引导下，严格控制泡沫硬化剂注入量，包括推注泡沫硬化剂的速度和力度，减少或避免药液通过穿通支流向深静脉。注射后即刻鼓励患者做踝关节及足跖屈背伸活动。医用弹力绷带包扎完毕后，即可嘱咐患者运动和适当行走30分钟，给予预防性抗凝药物等，以促进深静脉血液流动、肌肉收缩；运动可增加静脉血流速度，保护静脉瓣膜，促进静脉血液回流，防止静脉淤滞和扩张，预防血栓栓塞。若已经出现栓塞，抗凝是主要治疗方法，如皮下注射低分子肝素、口服抗凝药利伐沙班等。24～48小时拆除绷带后嘱患者穿着弹力袜，术后3～4周白天和夜间全天持续穿着，以后改为白天穿着，夜间脱掉。治疗后1～2周每天户外活动至少30～60分钟。

三、神经并发症

神经症状主要表现为视觉障碍、头痛，其发生率为0.09%～2%。神经症状通常在治疗5分钟内出现，持续10～20分钟后消失。也可表现为短暂性脑缺血发作或脑卒中，为幻视、视物模糊乃至一过性黑矇，但多数患者持续时间不超过2小时，休息后可自愈；神经并发症的形成机制仍不太清楚，考虑为气体栓塞可能，可能是气泡经右向左循环分流的通路（卵圆孔未闭或肺动静脉瘘）导致的大脑气体栓塞。患者在经泡沫硬化剂治疗后，体内内皮素1水平上升，使大脑和视网膜血管产生痉挛，从而引发头痛和视觉障碍。但有研究指出，泡沫硬化剂治疗前后患者体内内皮素1水平无明显变化。与常见泡沫硬化剂制备技术相比，采用低频超声配置产生的气泡更小，粒径分布更均匀，药液与血管壁接触面积更大，泡沫硬化剂的疗效与安全性提升，且不良事件发生率降低。

四、血栓性浅静脉炎

血栓性浅静脉炎（superficial thrombophlebitis，STP）是硬化治疗的最常见不良反应。王剑等对40例下肢静脉曲张患者行泡沫硬化剂治疗后发现，STP发生率为5.0%。Baeshko等的研究结果显示，STP发生率为9.5%（31/326）。STP通常表现为表浅静脉周围的皮肤发红、疼痛、伴有条索状物，常发生于治疗后1～2周。局部进一步加压可改善症状，非甾体抗炎药可减轻疼痛和促进炎性反应吸收，因此静脉炎为无菌性炎性反应，不建议常规使用抗生素治疗。一旦发生STP，可嘱患者抬高患肢，注意休息，外涂喜辽妥软膏，每日2～3次，每次按摩10～15分钟，通常都可以痊愈。如患者症状较重，表现为条索明显，可在超声引导下使用粗针（18G）穿刺受累静脉，将血栓挤出，并协助去除局部硬结，缓解症状。预防性进行抗凝治疗、硬化剂剂量和浓度的规范化、治疗后注意侧壁加压包扎、常规使用医用弹力袜均有助于预防血栓性静脉炎，减少其发生。硬化治疗期间同时使用口服避孕药和激素替代治疗可增加血栓性浅静脉炎的发生率，甚至发生深静脉血栓形成，因此应避免使用这些药物。

五、色素沉着

色素沉着（图2.22）主要原因是炎性反应介导的黑色素增加、红细胞溢出血管并继发含铁血黄素沉积导致局部皮肤颜色改变。聚桂醇治疗血管性疾病后，色素沉着发生率占总不良反应的11%～30%，与静脉内皮细胞破坏程度相关。硬化剂越温和、浓度越低，色素沉着发生率越低，可能是炎症反应及治疗血管受损后渗出的含铁血黄素直接沉积共同导致。最常见沉着区域是膝盖内外侧和外踝区，但90%以上患者色素沉着1年内可消失。Chaowattanapanit等研究认为，色素沉着跟肤色有关，肤色深的人出现色素沉着的概率更大，其发生机制尚不清楚。对于皮肤较白皙患者，建议术后避免阳光直晒。针刺法清除微血栓可减少色素沉着发生。多数色素沉着可在治疗后6～12个月内自行消失。

2012年美国皮肤外科学会推荐在使用硬化剂治疗网状静脉以及毛细血管扩张的过程中，使用肿胀麻醉法，可以减少注射部位色素沉着。使用麻醉肿胀液可以使目标静脉收缩，缩小血管直径，增强泡沫硬化剂效果，减少色素沉着的发生。如果色素沉着面积广，可使用喜辽妥软膏或者维生素E胶囊精华涂于患处，可促进色素沉着减轻或消退。

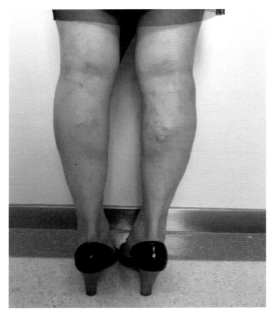
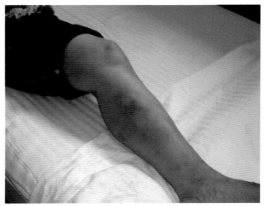

图2.22　色素沉着

六、皮肤坏死

皮肤坏死（图2.23）主要与硬化剂类型及浓度、硬化剂溢出血管外、动脉内注射及硬化剂经动静脉瘘扩散等因素有关。另外，注射聚桂醇时一定要看到有静脉回血后，再缓慢推注泡沫硬化剂。尽量不要注射到皮下组织。压力过高容易造成皮肤坏死。这里面也有一个学习曲线问题。笔者曾在最初使用聚桂醇时，出现过2例皮肤坏死并发症。常规使用超声进行硬化治疗中的监测，可有效减少上述情况发生。一旦出现皮肤坏死，小面积可以自行愈合；如果坏死面积较大，需要植皮。

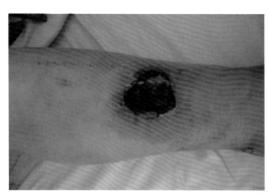
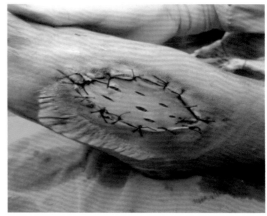

图2.23　皮肤坏死

七、咳嗽与胸闷

在硬化剂注射治疗过程中部分患者会出现咳嗽或胸闷，其发生率约10.1%（57/562），其可能的发生原因是少量硬化剂泡沫经深静脉、下腔静脉，进入肺动脉，引起肺动脉一过性痉挛或肺梗死。泡沫可被血液冲洗、稀释和进一步稀释后被血液蛋白灭活，通常与心肌梗死无关，这类患者中未观察到肌钙蛋白水平升高。如果发生在治疗过程中，往往在治疗约30分钟后逐渐缓解，治疗后再仰卧一段时间症状消失。咳嗽以干咳为主，胸闷常表现为呼吸紧迫感。如已发生咳嗽、胸闷，通常停止注射，休息、吸氧后均能自行缓解。不能缓解者可以使用低分子肝素和或扩血管药物（如前列地尔等），一般均能解除症状，其他无需特殊处理。预防的方法应注意将泡沫硬化剂的用量控制在40ml以内。

八、丛簇状微细血管扩张

丛簇状微细血管扩张（图2.24）是由潜在曲张静脉反流未予以充分治疗或使用高浓度或大剂量硬化剂所致炎性反应引起。使用低浓度硬化剂能预防丛簇状微细血管扩张形成，切除反流和残留的曲张静脉有助于丛簇状微细血管扩张愈合。

静脉硬化区的毛细血管扩张亦可能是靶静脉硬化闭合后滋养血管的一种代偿性扩张表现。通常与个体差异有关，是泡沫硬化治疗后一种影响美观的不良反应。可能在治疗后的2～3天到数月后发生。10%～20%患者可能在3～12个月后自然消退，也有10%～20%患者永久存在。

毛细管扩张的治疗，可以选择小剂量、低浓度泡沫硬化剂治疗，也可以选择透照激光进行治疗。

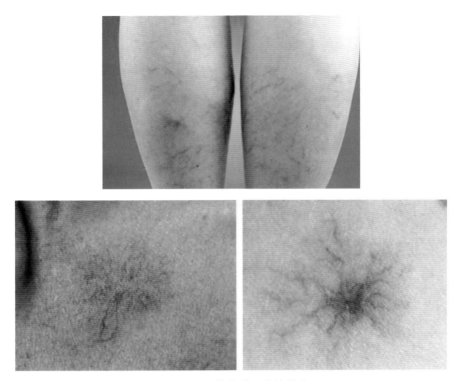

图2.24　丛簇状微细血管扩张

九、误入动脉

泡沫硬化剂误入动脉（图2.25）发生较罕见。若聚桂醇泡沫硬化剂不慎注入动脉内、进入动脉循环或通过动静脉吻合口引起反射性静脉血管痉挛，则可致皮肤缺血性坏死。硬化剂注射入动脉多表现为注射部位灼痛、局部缺血及组织损伤，远端缺血时可出现足部麻木等神经症状，其机制可能为硬化剂对内皮细胞的毒性作用、血细胞破坏和凝血系统激活等致动脉闭塞，最终引起皮肤坏死、动脉壁硬化、血管栓塞、肢体远端坏死。患者可能需要截肢，严重时可死亡。

欧洲指南推荐，泡沫硬化剂治疗时应选用小剂量注射。如患者感到剧烈疼痛时立即停止注射，尽可能做局部导管直接抗凝和溶栓，随后给予全身抗凝治疗。此时应将针留在原位，以便将血液和剩余硬化溶液抽出，尽量减轻患者疼痛，降低截肢风险。

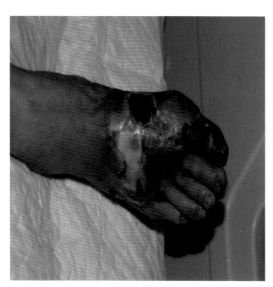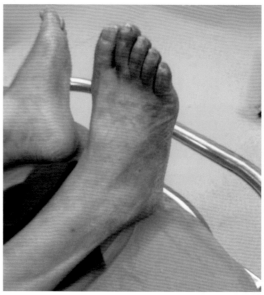

图2.25　泡沫硬化剂误入动脉

参 考 文 献

［1］FRULLINI A，DA POZZO E，FELICE F，et al. Prevention of excessive endothelin-1 release in sclerother-apy: in vitro and in vivo studies［J］. Dermatol Surg，2014，40（7）：769-775.

［2］钱少圭，陈磊，白晓光，等. 大隐静脉腔内激光消融联合泡沫硬化治疗静脉曲张性溃疡［J］. 中国介入影像与治疗学，2018，15（2）：73-76.

［3］夏红利，谭最，俞建平，等. 聚桂醇泡沫硬化治疗下肢静脉曲张562例分析［J］. 中国微创外科杂志，2012，12（9）：780-782.

［4］RABE E，BREU F，CAVEZZI A，et al. European guidelines for sclerotherapy in chronic venous disorders ［J］. Phlebology，2013，29（6）：338-354.

［5］王剑，孙缙红，吴建华. 泡沫硬化剂联合高位结扎术与射频闭合联合高位结扎术治疗大隐静脉曲张疗效对比分析［J］. 中国全科医学，2019，22（增刊1）：151-153.

［6］PLENSDORF S，LIVIERATOS M，DADA N. Pigmentation disorders：diagnosis and management［J］. Am Fam Physician，2017，96（12）：797-804.

［7］RANDOLPH P M，SEUPAUL R A. What is the most effective treatment of superficial thrombophlebitis？ ［J］. Ann Emerg Med，2016，67（5）：671-672.

［8］KRNIC A. Ultrasound guided foam sclerotheraoy — the simplest，least invasive，and cheapest method for vaeicose vein treatment［J］. Acta Clin Croat，2015，54（2）：136-142.

［9］GIBSON K，GUNDERSON K. Liquid and foam sclerotherapy for spider and varicose veins［J］. Surg Clin North Am，2018，98（2）：415-429.

［10］KENDLER M，KRATZSCH J，SCHMIDT R，et al. Serum endothelin 1levels before，during and after mechanochemical endovenous ablation with foam and surgical correction of incompete great saphenous veins ［J］. J Eur Acad Dermatol Venereol，2016，30（3）：546-547.

［11］CRITELLO C D，FIORILLO A S，MATULA T J. Size of sclerosing foams prepared by ultrasound，mechanical agitation，and thehandmade tessari method for treatment of varicose veins［J］. J Ultrasound Med，2017，36（3）：649-658.

［12］BAESHKO A，SHESTAK N，KORYTKO S. Results of Ultrasound-Guided foam sclerotherapy of the great saphenous veinwith new parameters of the technique［J］. Vasc Endovascular Surg，2016，50（8）：528-533.

［13］冉峰，刘长健，刘晨，等. 聚桂醇泡沫硬化剂治疗下肢静脉曲张的疗效［J］. 江苏医药，2012，38（7）：849-850.

［14］MUNAVALLI G S，WEISS R A. Complications of sclerotherapy［J］. Semin Cutan Med Surg，2007，26（1）：22-28.

［15］鲍海威，赵齐羽，陈芬，等. 聚桂醇瘤内注射硬化治疗肝血管瘤的临床疗效［J］. 中国介入影像与治疗学，2015，12（1）：39-42.

［16］CHAOWATTANAPANIT S，SILPA-ARCHA N，KOHLI I，et al. Postinflammatory hyperpigmentation：a comprehensive overview：treatment options and prevention［J］. J Am Acad Dermatol，2017，77（4）：607-621.

［17］贾琪，吴丹明，王成刚，等. 射频闭合术联合泡沫硬化剂注射治疗下肢静脉曲张［J］. 中国微创外科杂志，2011，11（5）：452-453.

［18］ROSELLI A，KHOURI C，ROUSTIT M，et al. Safety profileof sclerosing agents：An analysis from the World Health Organization pharmacovigilance database vigiBase［J］. Dermatol Surg，2019，45（12）：1517-1528.

［19］HAFNER F，FROEHLICH H，GARY T，et al. Intraarterial injection，a rare but serious complication of sclerotherapy［J］. Phlebology，2013，28（2）：64-73.

聚桂醇泡沫硬化剂治疗联合大隐静脉、小隐静脉剥脱治疗下肢静脉曲张

陈 泉

（甘肃省人民医院）

对于确诊为单纯性下肢静脉曲张的患者，凡是有着较明显的临床症状和体征且能耐受手术，外科手术是临床治疗静脉曲张的有效方式。传统的手术方法为大隐静脉高位结扎加主干剥脱术，并切除蜿蜒、扩张的属支。做高位结扎时应同时将主干的5支分支，即旋髂浅静脉、腹壁浅静脉、阴部外浅静脉、股内侧和股外侧浅静脉，均予以切断和结扎。该术式虽具有明确的疗效，但存在手术创伤大、出血量多、并发症多、术后恢复慢等缺点，且术后遗留的瘢痕较为明显，影响患者下肢美观，故不易被患者接受。近年来，随着微创技术不断发展，各种治疗下肢静脉曲张的微创术式不断涌现，不仅可减轻患者机体创伤、促使患者快速康复，还可最大限度满足患者美观需求。其中，聚桂醇泡沫硬化剂疗法凭借安全、快捷、高效等优点成为临床主要治疗方式。其作用机制通过向静脉管腔内注入硬化剂，而硬化剂的主要成分为聚桂醇，可与静脉血管表面的细胞膜脂相互作用，从而损伤静脉内皮细胞使其发生脱落，进而形成静脉血管内血栓，使静脉管壁发生缺氧，导致胶原纤维大量增生、内膜增生及内皮细胞缺失，使胶原纤维发生黏液变性及玻璃变性，断裂弹力纤维；此外，注入硬化剂后可使静脉萎陷，诱导肉芽组织形成，并产生纤维化，最终形成条索状纤维组织，永久性地闭塞静脉腔，从而达到治疗效果。

目前认为，注射硬化剂虽然是治疗下肢浅静脉曲张一种优选方法，但是注射疗法不能被滥用，更不能替代手术治疗。Bergan指出注射硬化剂疗法对治疗下肢分支浅静脉曲张有效，而大的曲张浅静脉团、大（小）隐静脉主干曲张伴明显倒流者和膝以上的浅静脉曲张，均以手术治疗为宜；注射硬化剂对手术后残留的浅静脉曲张、管径在6mm以下的曲张浅静脉以及膝以下的浅静脉曲张，有较好的疗效。临床应用发现，单独采用聚桂醇泡沫硬化剂疗法治疗，存在大隐静脉主干闭合率低、治疗后复发率高等缺点，故临床将其与大隐静脉高位结扎、剥脱术联合使用，通过注入泡沫硬化剂闭塞小腿静脉，可避免剥脱术带来的损伤；此外，泡沫硬化剂具有良好的流动性，对管腔外组织无明显创伤，从而降低并发症发生率，有利于患者预后。

一、大隐静脉的手术处理（图2.26 ～图2.33）

经典的大隐静脉主干型静脉曲张的第一步是隐股结合部切除术。切开皮肤、分离皮下脂肪组织即可暴露大隐静脉，再沿着静脉走行即可找到隐股结合部。

对于大隐静脉隐股结合部切除术入路，有3种经皮切口可供选择：

（1）沿腹股沟皮纹切口；

（2）腹股沟上切口，腹股沟皮纹上方约2横指（应用很少）；

（3）腹股沟下切口，腹股沟皮纹下方1 ～ 2cm处。

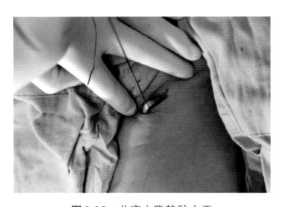

图2.26　分离大隐静脉主干

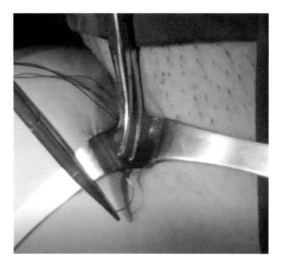

图2.27　缝扎大隐静脉主干

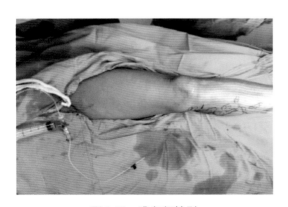

图2.28　准备行抽剥

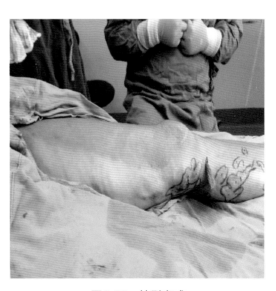

图2.29　抽剥完成

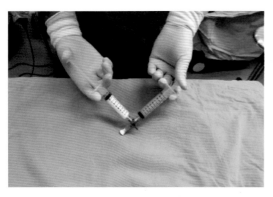

图2.30 配制泡沫硬化剂

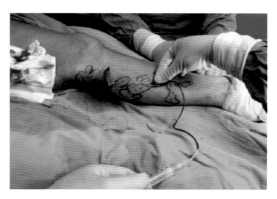

图2.31 行硬化剂注射

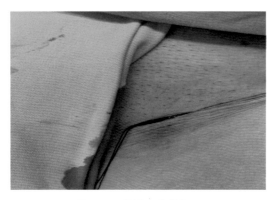

图2.32 腹股沟皮纹切口

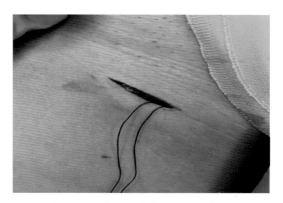

图2.33 腹股沟皮纹下1.5cm切口

隐股切除术时患者应取平卧位，患者伸展或者髋关节外旋位轻度曲屈，这样腓骨小头部位的腓神经可更好地垫开而避免损伤。对于肥胖患者来说，腹股沟区的切口不要做得太深，因腹股沟区外侧皮纹的脂肪组织可向足侧方向移位，将切口选于该处不便暴露腹股沟区。

腹股沟区股动脉搏动点应落于切口的外1/3和中1/3之间，这样股静脉和钩区就可直接暴露于切口内侧1/3下方。横行切开皮肤后，皮下组织（包括皮下脂肪和筋膜组织）应改为纵行切开，直至暴露血管结构。此时应尽可能紧贴血管壁进行分离，以保护淋巴管和神经。

与腹股沟上下切口相比，沿腹股沟皮纹的切口皮下脂肪层相对较薄，也较易达到血管结构。然而该切口位于水分较多且组织疏松区域，尤其在肥胖患者容易发生愈合障碍。

若选择腹股沟皮纹下切口，则因该部位皮下脂肪组织最厚，到达钩区也相对困难些，并且更应注意要避免大隐静脉残端遗留过多。

腹股沟隐股交界区，包括股总静脉头端及远端共1.0～1.5cm需完全显露。所有汇入隐股交界区的属支需加以分离、结扎并切断。有些学者还要求将二级属支也加以分离并结扎，以杜绝在隐股结合部以外因静脉网方式的沟通连结而造成复发。还需注意，除隐股结合部外，新的反流也可起始于分布在股总静脉内外侧的汇入支，故这些汇入支也应分别结扎并离断。

最为重要的是，大隐静脉应在其汇入深静脉系统的水平双重结扎。同时还要注意，一方面该处的深静脉不可因结扎而发生狭窄，另一方面不可留有"喇叭"样的大隐静脉残端，否则均可能导致深静脉血栓的形成。为降低新生血管形成原因的局部复发，一些学者要求在隐股交界部位应用不可吸收缝线结扎大隐静脉。大隐静脉残端的内皮细胞可能成为日后新生血管形成的根源，需加以消除。

若病变已累及大隐静脉全程（HACH Ⅳ级），则需在内踝处做一切口，在该处找到并分离出大隐静脉，向近端缚一缝线而向远端结扎。再次应注意，大隐静脉需从周围结缔组织中仔细分离，伴行的隐神经需保持完整。

打开大隐静脉，并导入剥除探子直至位于腹股沟区的大隐静脉残端，在此处结扎并固定探头，这样近端和远端的大隐静脉都被移除。

根据按疾病分级行相应手术的理念，大隐静脉主干部分功能不全的病例（HACH Ⅱ级、HACH Ⅲ级），探子将由腹股沟区的静脉端送入，在远端的功能不全点取切口引出。

直达踝部的大隐静脉剥除术可因隐神经损伤而较多出现神经所属区域的长期皮肤感觉障碍，因而多主张HACH Ⅳ级以下的大隐静脉主干功能不全也仅剥除至膝关节稍下水平。残留的远端静脉功能不全的大隐静脉可发生代偿，但无须进一步处理。有的病例，尤其是静脉炎后改变或曾行硬化治疗者，静脉干可变得更为蜿蜒曲折。对于这种病例行剥脱术时需多次对多个阶段的静脉进行探查。为避免做大切口，静脉干通常应用头端不强化的探子采取内陷法加以剥除。功能不全的前副静脉可根据管径选择相应大小的探子，从腹股沟区开始加以剥脱。

关于关闭腹股沟区通路有多种操作方法可供推荐。例如缝闭隐静脉裂隙，将大隐静脉残端埋入其中，据报道可防止腹股沟区域的复发。未在腹股沟区形成具有垫塞作用的瘢痕，可采取皮下连续缝合。为满足美观要求，可行回针缝合或皮内缝合关闭皮肤。

二、小隐静脉的手术处理

小隐静脉功能不全的治疗也需要测定反流阶段及其分级，并去除这些发生反流的节段。仅有为数不多的关于小隐静脉手术结果的文献资料。一项在英国进行的前瞻性多中心研究分析了共计234个经手术处理的肢体。术后1年随访，此时共计204个肢体，其中隐腘交界结扎加小隐静脉剥脱后再出现曲张静脉者占18%，而单纯结扎再次出现曲张静脉者占24%，差异具有统计学意义。小隐静脉的治疗通常也是通过剥脱法进行。行小隐静脉手术时患者需取俯卧位，以充分显露隐腘结合部位。

小隐静脉汇入部位存在较大的变异，仅有不到25%的病例在关节以上水平汇入腘静脉。因此小隐静脉曲张术前必须明确汇入部位。为便于操作，手术开始前应将汇入区域通过超声定位并用记号笔标出。做好标记的意义还在于可较直接地找到暴露汇入部位的手术入路，减少不必要的分离操作，从而达到较好的美观效果。在可实现暴露汇入区域的前提下，切口应尽可能沿着腘窝区皮纹的方向进行，以保持该部位的美观。

腘窝区的筋膜组织有横向走行，也有纵向走行。按筋膜走向打开，可找到小隐静脉。在处理小隐静脉时需仔细操作，辨认出与之伴行的神经并将其牵开。该部位的神经对下肢功能有意义，操作必须仔细进行，并慎用带钩的手术器械，也尽量避免用热盐水纱布，以免损伤这些神经组织。

分辨出进入隐腘结合部位的侧支，包括股腘静脉，逐一分离、结扎并切断。小隐静脉汇入腘静脉的部位及腘静脉前壁必须加以分辨。将隐腘汇合部位解剖清楚后，可在靠近腘静脉的地方结扎，方法同大隐静脉的处理，包括残端游离内皮细胞去功能化方面原则均与大隐静脉一样。为避免腓肠肌损伤的相关并发症，在小隐静脉剥脱探子由近向远进行。在明确有必要的情况下，才将小隐静脉从腘区到外踝范围加以剥除。并无证据表明必须切开缝合的筋膜以关闭手术入路，故该部位的处理可以根据术者的喜好来决定。皮下组织和皮肤的处理原则上与腹股沟区的大隐静脉相同。

三、侧支浅静脉的处理

分支浅静脉处理既可单独进行，也可作为主干曲张清除术的一种补充措施。传统的静脉曲张手术要求患者取站立位，在皮肤上标出曲张静脉的走行，术中按这些标记切取0.5cm长的切口，通过静脉摘取器械的小钩（钩针）可进切口，盲法钩取位于切口下方的静脉，接着用一刮勺将静脉与周围组织分离，并将其拉出至合适长度后，在两把小血管钳之间切断并结扎。

这种外科手法存在清除彻底的优点，缺点是切口数量多，降低了围手术期患者的生活质量，同时增加了切口感染概率，且影响美观。因此，对于分支浅静脉的处理，目前治疗方法趋向于微创化，甚至是无创，而使用泡沫硬化剂治疗较点式切口抽剥术更加微创化。

其处理技术包括：

（1）前副静脉：前副静脉行于大腿前侧，一般位置表浅，管腔也呈扩张状态，因此行硬化治疗后出现色素沉着的可能性较大。治疗时选用聚桂醇液体硬化剂（1ml、3%），尽可能在较高位给予；将低浓度泡沫硬化剂注射入痉挛以下部位，这时可观察到泡沫硬化剂自行分布于浅筋膜浅面部分的静脉腔内。

（2）表浅侧支静脉曲张和网状静脉曲张：通常选用：①选用坚固而不易弯曲的26G穿刺针；②以切线位方向穿刺，回抽的血液后再行注射以确保穿刺针位于静脉内；③应用最低浓度的液体或者泡沫硬化剂，其操作要点在于遇到表浅静脉扩张影响到位于深部未经治疗的反流，虽然多数程度不明显以至于无法探测到，这种情况下应把握好剂量，以免发生明显的炎症反应。

（3）蜘蛛网状静脉曲张：穿刺针可选用26G穿刺针或导管；对于很细小的毛细血管扩张可选用26G穿刺针或导管。一般使用低浓度（0.25%～0.50%）硬化剂产品，用量一般为2ml。对于蜘蛛网状静脉曲张在技术上不能做到让硬化剂令人满意地分布于整个血管网，故不要苛求一次性处理大面积的病变。

四、穿通静脉的处理

多次临床证据表明，处于C_2、C_3级的轻度慢性静脉功能不全的患者，尤其是无深静脉系统形态学改变者，初次的治疗应为去除功能不全的浅筋膜静脉，而对功能不全的穿通静脉行切除并不会给患者带来更多的好处。较严重的$C_4 \sim C_6$级慢性静脉功能不全病例，同时关闭穿通静脉可作为适应证，确定功能不全的穿通静脉，并可通过一次或多次操作完成。

在处理功能不全的穿通静脉上，曾出现过一系列传统手术方法，其中只有开放结扎和尾静脉切除仍具意义。①筋膜下结扎：根据术前对穿通静脉的定位和标记部位，做一2～3cm长的切口，显露皮下静脉丛及由此分出的穿通静脉，离断并结扎；②微静脉切除：根据术前的定位及标记，用尖刀片挑切一2～3mm微小切口，借助静脉钩将病变的浅筋膜丛或穿通静脉摘除。

穿通静脉硬化治疗可视为一种半保守治疗方法，一般可在超声监视下应用聚桂醇液体或泡沫硬化剂对功能不全的穿通静脉进行治疗。对于位置较深的穿通静脉，位于大腿内侧的Hunter管中的穿通静脉较为适合行硬化治疗。其他深部穿通静脉在肢体各个部位都可能形成吻合，如小腿内外侧、小腿肚后方行走着比目鱼穿通支，紧邻还穿行有各种动脉，包括小隐静脉的有伴行动脉。正因为穿通静脉管中还穿行有大量小动脉，故在此穿刺注射很有可能进入这些动脉。即使要注射，一定要让穿刺针保持与皮肤切线方向平行，并在皮下可触及，最大限度避免误入动脉。硬化剂的用量、浓度和容量由拟行治疗的穿通支类型、长度和位置来决定，通常用少量（1～2ml），有效成分的浓度最多不超过3%，对于位置表浅的穿通静脉较少的浓度、较低的泡沫硬化剂就足够了。操作要点：这些穿通支管邻近多条小动脉，因而对穿通支硬化治疗很有挑战性，风险也大。另外，很大一部分硬化剂可流入深静脉干，真正作用于曲张静脉的部分较少，故效果不佳。

虽然静脉曲张手术算不上大手术，也被视为一种低风险手术，但是仍不时发生动脉、静脉和神经的并发症，甚至是严重并发症而需重建。静脉曲张手术中的错误和并发症的原因其实与其他血管外科手术并无本质上的区别。其原因主要体现在以下方面：

1. 术前诊断不充分

（1）病史：仔细的病史询问对静脉曲张手术也很重要。有时静脉曲张可为其他疾病的表现，特别是系统结缔组织病（如Ehlers-Danlos综合征和马方综合征）或血管形成不良的结果或伴随现象（如Kippel-Trenauny综合征等）。

（2）术前诊断：现在认为至少超声加上一项血流动力学检查（包括Hach提出的加压静脉造影及相应的分级分类）为静脉曲张术前的必备检查，用于发现并评估深静脉功能，尤其是评估深静脉退行性变的程度和范围。记录静脉是否保留有足够的引流功能，并在功能不全的静脉系统中区分出尚未健全的静脉段，在术中尽可能保留以供日后可能的血管移植之用。$C_4 \sim C_6$级病例，因为可能存在深静脉损害或解剖学变异，为避免漏诊，应行静脉造影。

2. 手术技术欠熟练

手术医生在术前应对手术部位的解剖，包括可能存在的变异充分了解。大隐静脉、小隐静脉汇入深静脉的部位及邻近的周围组织结构是手术中经常发生问题的地方。

（1）腹股沟区盲目结扎可招致较严重副损伤：大血管的意外损伤可立即发现，而不经意结扎动脉或深静脉则常常不被注意。若将股动脉或股动脉意外结扎或剥除，则会发生灾难性后果。

（2）顺行输送剥除探子可将探子送入股静脉而不被察觉：若结扎隐静脉汇入股静脉部位，不正确的结扎有两种情况：若结扎过于远离汇入部位，遗留过长的大隐静脉残端，则可能该部位发出的构成"静脉星"的侧支能一并扎入而造成日后不同程度复发；若结扎过于靠近所汇入的股静脉，则可导致更为严重的后果——股静脉狭窄。股静脉管腔狭窄30%即可引起明显的血流动力学后果，造成之后肿胀，并且发生血栓的危险性大大增加。腹股沟水平的大出血应考虑大管径穿通支因撕扯而断裂的可能，在静脉曲张明显、病变呈静脉瘤样扩张的病例尤应注意该情况发生。偶然情况下即使分离操作进行得相当谨慎，汇入部位也可能因撕扯而破裂。一旦遇到腹股沟出血，切记不要进行盲目结扎。必须将手术野清除，在直视下行彻底的血管重建。

（3）入路选择不好，暴露不良，手术风险增加：分离操作需始终执行无创化原则。叠套剥除法可减少血管周围组织的损伤，并避免神经和淋巴管的损伤。

（4）切实沿着静脉管壁进行的分离操作可进一步避免淋巴管损伤：神经损伤可导致感觉丧失、感觉异常或轻瘫。神经损伤缺乏有效的对因治疗，因此应列为术前防范的一项重要内容。

3. 术后治疗和后期护理不到位

正确的绷带加压治疗可有效防止术后出血，遏制血肿蔓延，并阻止术后水肿形成。

大范围血肿形成不仅可给患者带来不适，积血还可蔓延入深层组织，尤其是因穿通静脉遭撕扯而断裂所形成的血肿，还有导致筋膜室综合征的可能。虽然静脉曲张手术引发的严重感染少见，但是一旦发生可造成严重的后果，大大延长疾病病程，而且发展成脓毒血症致死的病例也有报道。

不应因绷带加压治疗造成静脉淤滞，也不应影响动脉血流。不恰当的绷带包扎技术可阻断动脉血液循环，造成肢体坏死而最后截肢。因此，在术后当天即因多次对所缠绷带进行检查。对于门诊静脉曲张手术，术前告知中必须重点列出术后自查内容，对于肢体不适，尤其是经适当活动仍不得改善者，应尽早咨询手术医师，以确保及时得到复查。绷带包扎技术应引用得当，并且尽可能采用低伸缩型，这一后果完全可避免。

应尽早由加压绷带向加压长筒袜过度，后者可长期穿戴。各中心有各自的加压治疗实施方法（绷带缠绕技术、长筒袜穿戴时间点选择、加压级别、加压治疗持续时间等），是一种殊途同归的治疗方法，重点是所施加的压力要足够。

静脉曲张术后无论是否采取系统性血栓预防措施，下肢深静脉血栓形成的发病率均很低，因此相关指南就术后应用肝素进行系统性血栓预防这一问题不做强制性推荐，但存在血栓形成危险因素的个体则需进行药物预防。

浅静脉系统手术与其他操作一样，体现外科医师控制综合风险、动手和驾驭突发事件等方面能力。静脉曲张外科手术中的过失有的可对患者造成危害，但通过对操作技能的训练和掌握，再加上术中仔细操作，多数过失可以避免。

参 考 文 献

［1］ROBERTSON LA，EVANS CJ，LEE AJ，et al．Incidence and risk factors for venous reflux in the general population：Edinburgh vein study［J］．Eur J Vasc Endovasc Surg，2014，48（2）：208-214．

［2］RABE E，BREU FX，CAVEZZI A，et al.European guidelines for sclerotherapy in chronic venous disorders［J］．Phlebology，2014，29（6）：338-354．

［3］ALLEGRA C，ANTIGNANI P L．Recurrent varicose veins following surgical treatment：our experience with 5 years follow up［J］．Eur J Vasc Endovasc Surg，2007，751-756．

［4］FRULLINI A，DA POZZO E，FELICE F，et al．Prevention of excessive endothelin-1 release in sclerotherapy：in vitro and in vivo studies［J］．Dermatol Surg，2014，40（7）：769-775．

［5］PERRIN M，GILLET J L．Management of recurren varices of the popliteal fossa after surgical treatment［J］．Phlebology，2008，23：64-68．

［6］中华医学会外科分会血管外科学组．慢性下肢静脉疾病 诊断与治疗中国专家共识［J］．中华普通外科杂志，2014，29（4）：246-252．

下肢静脉曲张聚桂醇硬化治疗日间手术模式

朱越锋

（浙江大学医学院附属邵逸夫医院血管外科）

一、概　　述

下肢静脉曲张是常见病和多发病，不同文献报道成人发病率为 10% ～ 20%，东西方没有显著差异。但是下肢静脉曲张的治疗方式却存在中西方的巨大差异。国内大部分地区的医院都还是停留在麻醉下高位结扎和剥脱手术，而欧美国家早在十多年前就已经步入腔内治疗阶段。治疗方式的不同导致患者的住院时间存在很大的差异。因为传统的手术剥脱术切口多、创伤大、术中出血多、术后疼痛明显，导致术后需要住院观察恢复；不仅患者体验度不好，而且住院时间长导致患者、社会经济损失较大。下肢静脉腔内消融技术的发展让手术可以在局部麻醉下进行，术中创伤小，几乎没有出血，术后可以马上下地行走，无须住院观察；患者体验度好，不耽误正常的工作时间，对社交和经济活动没有影响。因此，日间手术具有无与伦比的优势。

下肢静脉曲张日间手术模式可分为诊所的当日手术和医院的日间手术两大类型。

诊所的静脉曲张日间手术因诊所间的规模、质控标准、诊疗流程存在差异，故良莠不齐。有些诊所甚至连基本的术前检查都不完善就开展硬化剂治疗，导致硬化治疗后复发比例高，甚至可能导致严重的并发症。在此不展开叙述。

二、卫健委关于日间手术发布的相关政策

公立医院的日间手术项目近年来在国家卫健委和省级卫健委的大力推动下取得了长足的进步。2019 年国家卫健委颁布的三级公立医院绩效考核指标中，明确将日间手术占择期手术的比例作为三级定量指标之一。因此，近两年来日间手术迅速发展，其中下肢静脉曲张就是国家卫健委首批发布的日间手术病种之一。

2016 年，国家卫生计生委办公室《关于印发深入落实进一步改善医疗服务行动计划重点工作方案的通知》要求逐步推行日间手术。三级医院逐步推行日间手术，优化诊疗服务流程，提高医疗服务效率，在保障医疗质量与安全的前提下，为患者提供高效的日间手术服

务，缓解患者"住院难"和"手术难"问题。

国卫体改发〔2017〕38号《关于做好国家卫生计生委和国家中医药局属管医院参加属地公立医院综合改革有关工作的通知》提及：加强日间手术质量精细化管理，探索将部分住院服务转变为日间医疗服务，优化诊疗服务流程，提高医疗服务效率，缓解患者"住院难"和"手术难"问题。

国卫体改发〔2018〕4号《关于巩固破除以药补医成果　持续深化公立医院综合改革的通知》提到：2018～2020年实施新一轮改善医疗服务行动计划，持续增强群众就医获得感。加快推广预约诊疗、远程医疗、日间手术、日间化疗等医疗服务模式，提高医疗服务效率。

国卫医发〔2018〕28号《关于进一步做好分级诊疗制度　建设有关重点工作的通知》提到：符合条件的三级医院要稳步开展日间手术，完善工作制度和流程，逐步扩大日间手术病种范围，提高日间手术占择期手术的比例，缩短患者等待住院和等候手术时间，提升医疗服务效率。鼓励有条件的医院设置日间病房、日间治疗中心等，为患者提供适宜的日间诊疗服务，提高床单元使用效率。

国卫医发〔2018〕29号《关于坚持以人民健康为中心　推动医疗服务高质量发展的意见》提到：推进日间手术和日间医疗服务，不断提升医疗资源利用效率。

2019年国务院办公厅《关于加强三级公立医院绩效考核工作的意见》中明确提出，日间手术占择期手术比例是三级指标之一。

2020年国家卫健委办公厅印发了《第一批日间手术病种手术操作规范（试行）》。

三、邵逸夫医院日间手术模式

浙江大学医学院附属邵逸夫医院早在2016年就在国内率先成体系地开展下肢静脉曲张的日间手术。医院成立了以院长担任组长的日间手术工作领导小组，经过前期调研，确定首期术中名单，制定日间手术流程，改进医院IT系统支持。在邵逸夫医院庆春院区和下沙院区均独立开张了日间手术中心病房，一共有日间手术床位65张，以普外科日间手术为龙头整合各外科系统日间手术。日间手术除了负责人之外，分别配备了两个日间手术中心助理，负责日常工作数据的统计和常规医嘱的处理。为了保证每周工作的正常有序运转，日间手术中心周末不收患者。

下肢静脉曲张日间手术的运转模式有两种类型。一种是入院后完善所有术前检查，当天或者第二天手术，随即出院。另一种是术前两周完成所有术前检查并到主管医生门诊确认检查结果，然后预约手术，当天入院手术、出院。

这两种模式各有优缺点，适合不同地区来源的患者。对于患者来说，入院完成所有检查，然后马上手术，比较方便。但是仓促地完成检查，没有太多的时间留给医生判断是否有手术禁忌；加上日间手术运转高速，容易遗漏患者异常检查，导致严重的医疗隐患。浙江省日间手术的蓬勃发展，倒逼政策修订支持高效率的医疗模式。浙江省人力资源和社会保障厅、浙江省卫健委出台的《关于开展日间手术医保结算试点工作的通知》给日间手术提供了便利条件。文件规定：日间手术医疗费用医保按一次普通住院结算，在同一医院发生的且与日间手术诊断相关的门诊费用一并纳入该次住院费用结算。患者经门诊确诊需行日间手术的，由医院与患者签订手术知情同意书，日间手术前两周在该院发生的符合规定的门诊费用纳入住院医保结算，相关费用明细归入该日间手术病历。因此，对于绝大部分医保患者，我们都在术前两周门诊开检查单，完成术前检查后，患者可以到主管医生门诊再次复诊，明确手术指征，排除手术禁忌，然后在确定的手术时间按时参加日间手术。这种术前两周完成检查的模式可以让医生从容不迫地完成术前准备工作，避免因匆忙的日间高速运转模式而导致遗漏检查发生的医疗事故隐患。但是，这第二种模式对于患者来说，增加了到医院术前检查的时间和预约医生术前门诊复诊的时间，增添了麻烦。尤其对于外地的患者，多次往返医院增加时间成本和费用。但是，总的来说，术前2周完成各项围手术期检查还是有必要的，也能有效保障医疗安全。只要情况允许，我们还是建议术前2周完善围手术期检查。

四、下肢静脉曲张日间手术围手术期准备

下肢静脉曲张日间手术虽然在院时间短、运转快速、效率高，但也会因为高速运转带来相关的医疗事故隐患。因此，我们要在围手术期做好充分的术前检查。通常，在门诊的时候需要完成下肢静脉曲张的诊断与鉴别诊断。

完善的下肢静脉血流动力学检查可以帮助医生精准判断下肢静脉曲张的病因：是大隐静脉反流？还是小隐静脉反流？或是非隐静脉反流？专业的静脉血流动力学评估对超声医生是一个考验。常规的下肢静脉血流动力学评估需要20～30分钟的检查时间，评估从髂静脉是否压迫股静脉、腘静脉/小腿深静脉是否有堵塞、是否有反流。重点关注浅静脉的反流模式，包括穿通支的反流。一名优秀的超声医生不仅可以详细描述下肢静脉血流动力学（包括EP点、RP点），还可做好静脉描记，给手术提供便利。

心脏超声不是下肢静脉曲张日间手术的常规检查项目，但是对于每一例需要注射泡沫硬化剂的患者来说，心脏超声的扫描还是很有必要的，因为对于心脏存在先天性缺损且存在右向左分流的患者来说，泡沫硬化剂注射可能带来灾难性后果（如脑卒中）。同时，心脏超声还可提示是否存在重度右房室瓣（即"三尖瓣"）反流或者重度肺动脉高压等情况，这些情况是导致患者严重下肢静脉曲张的重要原因。

血常规、肝肾功能、电解质、术前免疫常规、凝血功能、D-二聚体、尿常规、便常规、胸部X线和心电图等都是开展下肢静脉曲张日间手术的常规检查项目。

入院后详细的病史/体格检查都是必需的。同时，根据专科特点，可以制作表格式电子病史，用于详细评估下肢静脉曲张的CEAP分级，也可以围手术期进行生活质量量表评分。这些数据是临床研究的重要项目。在确保安全的前提下，日间手术的病历尽量简化、表单化、模块化、电子化。一般不需要书写大病历，可以用24小时出入院记录代替。其他日间手术病历项目包括手术记录单、术后首次病程录、护理评估单、出院指导单、出院随访记录单等。

手术前需要充分向患者告知手术目的、方式、预期效果、并发症等情况，并与其签署知情同意书。

所有纳入下肢静脉曲张日间手术的病例必须建立相应的临床路径，保证每一例手术的患

者的同质化医疗。也就是说，不同的医生和医疗组在治疗相同诊断的下肢静脉曲张病例必须采取相同的诊断标准、相同的手术方式、相同的临床用药以及相同的术后随访，这样才能保证下肢静脉曲张日间手术的病例质量。

五、患者及家属健康宣教

良好的围手术期健康教育对于下肢静脉曲张日间手术有非常重要的作用。健康宣教内容包括是否实施硬化治疗取决于患者的症状、保守治疗效果、下肢病变范围以及持续改善外观或症状的可能性。医生应与每位患者沟通，包括患者期望、潜在不良反应、治疗失败可能性以及治疗并发症。若患者追求美观，需在治疗前详细沟通。必须让患者理解，即使是专家治疗，也不能预测硬化治疗的美观结果，且某些情况较有利的患者（Ⅰ型和Ⅱ型皮肤、注射操作理想），也可能不满意治疗结果。应告知患者：治疗会使静脉颜色变浅，不如之前明显，但可能不会完全看不见；色素沉着过度是较常见的并发症；往往需多次治疗才能达到期望效果。因此，医生应在每次治疗前拍照记录静脉情况，并定期与患者回顾这些照片。

术后建议大多数患者：①每天四处走动多次，每次几分钟；②避免久坐或久站；③坐着时垫高腿部，例如使用枕头；④术后1～2周避免提举重物或锻炼。

硬化剂消融术后，建议患者使用特殊绷带（即"加压绷带"）或穿特殊袜子（即"加压袜"），这会对腿部施加稳定压力，帮助预防瘀斑。同样，根据操作类型，患者可能需在术后数日复诊接受超声检查，以确保腿部未出现血凝块，遵医嘱接受检查非常重要。

出现下述情况时请立即联系医护人员：①发现穿戴的加压绷带或加压袜可能过紧（如出现腿部或足部刺痛或发凉、治疗侧足趾变白或变紫，则加压绷带或加压袜可能过紧），此时将其可脱掉，但也要联系医护人员；②出现剧烈疼痛或肿胀，并且使用医生给予的镇痛药后未好转，这些症状可能提示腿部有血凝块，需要及时到医院急诊室就诊。

六、下肢静脉曲张硬化剂日间手术相关器材准备

（1）1%聚桂醇注射液（陕西天宇制药）；

（2）4.5～5.0G头皮针或者30～34G无痛注射针、2ml/5ml/10ml注射器及三通阀若干；

（3）超声准备，无菌耦合剂，无菌探头护套；

（4）弹力绑带或者弹力袜（压力二级）；

（5）记号笔；

（6）相关急救设施。

七、硬化剂聚桂醇在下肢静脉曲张日间手术中的临床地位

1. 腔内热消融手术后的补充治疗

多种方法可治疗轴向静脉反流。用于大隐静脉时，与液体和泡沫硬化剂相比，热消融、

MOCA和黏合剂闭合静脉的早期和长期成功率均较高。因此，根据各大指南推荐，对于静脉主干，首选腔内热消融。硬化剂治疗不需要肿胀麻醉，容易重复进行，因此对于热消融术后的小腿段曲张浅静脉是一个非常不错的选择。此外，聚桂醇硬化剂治疗可以减少手术切口，迅速消除静脉功能不全带来的症状和对美观的影响，尤适于热消融术后复发的病例。

2. 高位结扎后主干静脉硬化剂消融

常规手术治疗中，硬化剂也起着非常重要的作用。通常，常规手术剥脱需要在全麻或者腰硬联合麻醉下进行，手术切口大，出血多，术后疼痛明显，患者恢复正常工作及社交时间长。而在硬化剂的辅助下，我们可以局部麻醉下行大隐静脉或者小隐静脉主干高位结扎，同时在超声引导下行远心端主干内硬化剂注射，这样无须剥离静脉主干及小腿段曲张浅静脉。手术切口小，术后疼痛轻微，通常可以日间手术。术后患者马上可以下地行走。

3. 硬化剂消融处理小腿段曲张浅静脉

静脉主干处理后，对于小腿段的曲张静脉，我们可以选择同期剥脱或者二期随访观察。超声引导下泡沫硬化剂的注射可以使小腿段的曲张浅静脉处理得到一个非常不错的治疗。

4. 曲张浅静脉剥脱手术前硬化剂驱血

通常在常规手术剥脱中，静脉断段会有大量涌出的血液。为了减少术中出血，有些单位会采用驱血带将浅静脉中的血液驱离后再剥脱，但是容易造成肢体缺血以及深静脉血栓等并发症。使用泡沫硬化剂注射驱血，进而导致浅静脉挛缩，可以将剥脱手术中的静脉出血降至最低。实践证明在静脉剥脱前使用硬化剂驱血可以有效减少术中出血。

5. 穿通支硬化剂消融

对于病理性穿通支可以采用热消融、手术结扎，也可以选择超声引导下注射泡沫硬化剂进行穿通支闭合。的确，不同文献报道使用硬化剂闭合穿通支效果和热消融相比较差。但是泡沫硬化剂治疗穿通支无须麻醉，费用便宜，而且可以多次重复治疗。对于经济困难的穿通支反流患者来说，也是一种不错的治疗手段。此外，硬化剂治疗穿通支不会带来热消融的神经损伤并发症。根据静脉临床严重程度评分，超声引导下穿通静脉硬化治疗可减轻症状和体征。一项观察性研究显示，超声引导下硬化治疗用于功能不全穿通静脉时，成功闭合率为98%。穿通静脉采用超声引导下硬化治疗的37条肢体中，有32条最终溃疡愈合。这组患者不伴轴向静脉反流。这37条肢体中有12条因为穿通静脉复发而需要不止1次治疗。约75%的穿通静脉在治疗后长达5年时仍保持闭合。平均随访20.1个月时临床改善仍然持续。

6. 超声引导下完全静脉硬化剂消融治疗

在超声技术的不断发展下，泡沫硬化剂治疗静脉主干也有不错的效果。随机试验显示，与液体硬化剂相比，泡沫硬化剂消除隐静脉反流的初始成功率更高。泡沫硬化剂的静脉再通率也比液体硬化治疗后低。一项早期试验中，泡沫剂在3周内消除大隐静脉反流的比例显著高于液体剂（84% vs 40%）。另一项试验也显示，泡沫剂消融大隐静脉反流的比例也高于液体剂（85% vs 35%）。泡沫剂组和液体剂组的2年成功率分别为53%和12%。小隐静脉泡沫硬化治疗后12个月的闭合率为91%～94%。隐静脉硬化治疗后的静脉复发率与隐静脉再通有关。一篇系统评价分析69项泡沫硬化治疗研究后发现，中位复发率为8.1%。虽然超声引导下泡沫硬化剂单次治疗隐静脉的成功率一般，但增加静脉治疗次数可提高长期成功率。一项研究中，2次治疗后平均随访39个月，90%的大隐静脉都未发生再通。无论采用液体还是泡沫硬化剂治疗，症状常常不一定与静脉复发或再通相关。双功能超声能显示出操作失败，但其中部分患者仍可能维持长期临床改善。

八、硬化剂治疗后的压迫治疗

对于聚桂醇硬化剂治疗静脉曲张或反流的患者，我们提倡治疗后使用弹力绷带或者穿弹力袜持续48～72小时，此后可在夜间和沐浴时脱下、仅白天再穿，并持续2周；而对于毛细血管扩张或网状静脉的硬化治疗患者，我们赞成加压治疗持续更长时间。

一篇meta分析纳入了关于注射硬化剂治疗不同大小静脉曲张的随机试验，结果发现，不同的压迫疗法（弹力带 vs 常规包扎）对硬化治疗的成功率无影响。相比短期绷带，长期绷带对皮肤美观、浅表静脉炎发生率和静脉曲张复发率并无优势，耐受性却更低。一项随机试验将128例静脉曲张患者分配至24小时加压包扎后穿抗血栓压力袜组或5日包扎组。随访2周时，两组的静脉炎评分和疼痛评分无显著差异。第6周时，静脉闭合率、皮肤变化和静脉疾病严重程度指标也相近。另一项随机试验将60例接受隐静脉泡沫硬化治疗的患者分配至加压袜组或无压迫治疗组，结果发现在随访14日和1个月时，两组的静脉闭合率、副作用和患者满意度相近。但是，远期随访效果有待进一步观察。为了确保硬化剂消融后的治疗效果。我们建议术后穿戴压力袜至少1～2月。

九、日间手术后患者去向

（1）出院回家；
（2）部分转诊到社区卫生服务中心；
（3）个别因病情变化转入专科病房；
（4）术后随访：1天、2周内、1个月、3个月、6个月、12个月等。

十、硬化剂治疗并发症及处理

硬化剂治疗并发症及处理可参见相关章节。

参 考 文 献

［1］CABRERA J，CABRERA J JR，GARCIA-OLMEDO MA．Sclerosants in microfoam．A new approach in angiology［J］．Int Angiol，2001，20：322．

［2］BREU FX，GUGGENBICHLER S．European Consensus Meeting on Foam Sclerotherapy，April，4-6，2003，Tegernsee，Germany［J］．Dermatol Surg，2004，30：709．

［3］REDONDO P，CABRERA J．Microfoam sclerotherapy［J］．Semin Cutan Med Surg，2005，24：175．

［4］TESSARI L，CAVEZZI A，FRULLINI A．Preliminary experience with a new sclerosing foam in the treatment of varicose veins ［J］．Dermatol Surg，2001，27：58．

［5］TODD KL 3RD，WRIGHT DI，VANISH-2 Investigator Group．Durability of treatment effect with polidocanol endovenous microfoam on varicose vein symptoms and appearance（VANISH-2）［J］．J Vasc Surg Venous Lymphat Disord，2015，3：258．

［6］ECKMANN DM．Polidocanol for endovenous microfoam sclerosant therapy ［J］．Expert Opin Investig Drugs，2009，18：1919．

［7］BUSH RG，DERRICK M，MANJONEY D．Major neurological events following foam sclerotherapy ［J］．Phlebology，2008，23：189．

［8］KHEIRELSEID EAH，CROWE G，SEHGAL R，et al．Systematic review and meta-analysis of randomized controlled trials evaluating long-term outcomes of endovenous management of lower extremity varicose veins ［J］．J Vasc Surg Venous Lymphat Disord，2018，6：256．

［9］COLERIDGE SMITH P．Sclerotherapy and foam sclerotherapy for varicose veins ［J］．Phlebology，2009，24：260．

［10］CHAPMAN-SMITH P，BROWNE A．Prospective five-year study of ultrasound-guided foam sclerotherapy in the treatment of great saphenous vein reflux ［J］．Phlebology，2009，24：183．

［11］BOERSMA D，KORNMANN VN，VAN EEKEREN RR，et al．Treatment Modalities for Small Saphenous Vein Insufficiency：Systematic Review and Meta-analysis ［J］．J Endovasc Ther，2016，23：199．

［12］YAMAKI T，NOZAKI M，IWASAKA S．Comparative study of duplex-guided foam sclerotherapy and duplex-guided liquid sclerotherapy for the treatment of superficial venous insufficiency ［J］．Dermatol Surg，2004，30：718．

［13］BELCARO G，CESARONE MR，DI RENZO A，et al．Foam-sclerotherapy，surgery，sclerotherapy，and combined treatment for varicose veins：a 10-year，prospective，randomized，controlled，trial（VEDICO trial）［J］．Angiology，2003，54：307．

［14］BELCARO G，NICOLAIDES AN，RICCI A，et al．Endovascular sclerotherapy，surgery，and surgery plus sclerotherapy in superficial venous incompetence：a randomized，10-year follow-up trial--final results ［J］．Angiology，2000，51：529．

［15］SHADID N，NELEMANS P，LAWSON J，et al．Predictors of recurrence of great saphenous vein reflux following treatment with ultrasound-guided foamsclerotherapy ［J］．Phlebology，2015，30：194．

［16］CHEN CH，CHIU CS，YANG CH．Ultrasound-guided foam sclerotherapy for treating incompetent great saphenous veins--results of 5 years of analysis and morphologic evolvement study ［J］．Dermatol Surg，2012，38：851．

［17］BARRETT JM，ALLEN B，OCKELFORD A，et al．Microfoam ultrasound-guided sclerotherapy of varicose veins in 100 legs ［J］．Dermatol Surg，2004，30：6．

［18］DARVALL KA，BATE GR，ADAM DJ，et al．Duplex ultrasound outcomes following ultrasound-guided foam sclerotherapy of symptomatic primary great saphenous varicose veins ［J］．Eur J Vasc Endovasc Surg，2010，40：534．

［19］MASUDA EM，KESSLER DM，LURIE F，et al．The effect of ultrasound-guided sclerotherapy of incompetent perforator veins on venous clinical severity and disability scores ［J］．J Vasc Surg，2006，43：551．

［20］CEULEN RP，JAGTMAN EA，SOMMER A，et al．Blocking the saphenofemoral junction during ultrasound-guided foam sclerotherapy—assessment of a presumed safety-measure procedure ［J］．Eur J Vasc Endovasc Surg，2010，40：772．

激光联合聚桂醇泡沫硬化治疗术

孟庆义　鲁冬林

（山东大学附属济南市中心医院血管外科）

原发性下肢静脉曲张（varicose veins of the lower extremities，VVLE）是指下肢浅表静脉伸长、迂曲、扩张而呈曲张的状态，在临床中是血管外科最常见的静脉疾病之一。早期患者多数无明显症状，部分患者可能会出现下肢沉胀、乏力、疼痛、瘙痒、肿胀，严重者可伴有下肢皮肤色素沉着、浅表静脉血栓形成、破裂出血、局部溃疡等情况，这些症状会严重影响患者的生活质量。VVLE的治疗策略包括保守和手术治疗，但保守治疗对患者的治疗效果并不理想。在过去的几十年中，大隐静脉（great saphenous vein，GSV）的高位结扎和剥脱在手术治疗中占主导地位。但传统手术方法存在出血量大、感染、切口疼痛、瘢痕形成、隐神经损伤等缺点。一些研究表明，高位结扎和剥脱治疗VVLE后5年复发率由20%上升到28%。这些问题使医生和患者开始转变治疗方式。随着科技的发展，静脉曲张的治疗方法发生了很大的变化。静脉内激光消融（endovenous laser ablation，EVLA）、射频消融（radiofrequency ablation，RFA）和超声引导泡沫硬化治疗（ultrasound-guided foam sclerotherapy，UGFS）等替代治疗方法越来越受到医生和患者的欢迎。传统外科手术的地位也在逐渐被取代。许多研究表明，这些微创方法在消除静脉曲张方面更安全、更有效。EVLA和RFA通过热化学作用破坏血管壁，从而达到血管闭塞的目的，微创方法避免了腹股沟区域的手术切口，而且创伤小、恢复快。泡沫硬化疗法能破坏血管内皮细胞，使血液凝固，血管最终纤维化。与传统手术相比，它具有侵袭性小、疼痛轻、复发率低、恢复快等优点。泡沫硬化疗法应用广泛，不仅可以治疗下肢浅静脉功能不全，还可以治疗穿通静脉功能不全，尤其是下肢静脉性溃疡患者。但是，EVLA或UGFS的复发率仍然很高。研究表明，EVLA术后6个月内复发率约为6.5%，2年内UGFS复发率仍在10%以上。

我们中心目前采取的治疗方案是将腔内激光与泡沫硬化剂灵活地结合在一起，并且摒弃了大隐静脉高位结扎的传统做法，不开口进行大隐静脉高位的结扎，真正做到手术零切口，实现真正意义上的微创治疗。

一、术前准备

所有患者术前均行下肢静脉顺行造影，排除下肢深静脉血栓形成后综合征及髂静脉压迫综合征（Cockett综合征），而且还可以查看静脉反流、深浅静脉交通支的情况。如果患者同时伴有腹壁浅静脉曲张，一定要排除有无下腔静脉阻塞或门静脉高压情况，比如布-加综合征。这类患者需先处理原发病，如髂静脉压迫的患者先行髂静脉支架植入术，布-加综合征的患者先行下腔静脉球囊扩张或支架置入术。解除原有压迫后，静脉曲张程度会相应减轻，择期再行下肢静脉曲张手术。如果患者合并有动静脉瘘或先天性血管发育畸形（如KT综合征），需先行下肢动脉造影，查明瘘口是高灌注还是低灌注；高灌注的通常先行弹簧圈栓塞，变成低灌注后再行静脉曲张手术治疗。

　　所有患者入院后开始口服活血化瘀类药物，如迈之灵片（0.3g bid）。所有手术均在局麻下进行，无须禁饮食。术前患者会阴区及患肢常规备皮，术前1小时嘱患者在患肢上均匀涂抹利多卡因乳膏，侧重大腿内侧及曲张部位，外面覆盖保鲜膜，以减轻穿刺时引起的疼痛。术中常规行心电监护，监测血压、心率及血氧饱和度，方便及时处理。

二、手术过程

　　患者取仰卧位，应用碘伏消毒术区。

　　第一步，在超声定位下应用1/2圆三角针和0号不可吸收线缝扎大隐静脉根部。具体操作：应用B超于大隐静脉汇入股静脉处下方约2cm进行定位（图2.34、图2.35），于大隐静脉正上方皮肤做一标记。沿标记点以360°旋转应用1%利多卡因进行局部浸润麻醉。麻醉成功后，于该标记点的外侧再选一标记点作为进针点，以刚好越过大隐静脉外侧缘为宜。注意避免选择大隐静脉的内侧为进针点，以防损伤股静脉。进针点应用20ml注射器的针头挑开一小孔，方便出入三角针。在B超辅助下，于选取的进针点进入三角针，穿过大隐静脉下方，避开股动脉及股静脉，从大隐静脉内侧方皮肤出针，助手协助夹持针尖，然后于出针点应用针尾进针，越过大隐静脉上方，于原进针点出针（图2.36、图2.37）。然后拉紧缝线，在B超下

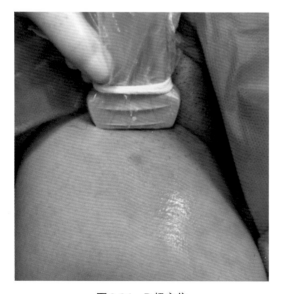

图2.34　B超定位

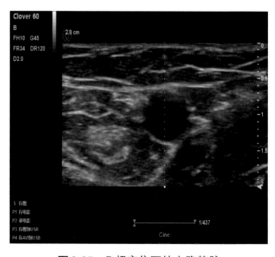

图2.35　B超定位下的大隐静脉

进行纵横切面验证大隐静脉全层已结扎（图2.38～图2.41）。验证完毕后进行打结，将线结打到皮下，皮肤表面仅留有两个小针眼（图2.42），实现了零切口结扎大隐静脉。

第二步，将导管头端引入大隐静脉根部建立通路。具体操作：在超声定位下应用穿刺套管针于膝关节内上方约2cm处用Seldinger法穿刺大隐静脉（图2.43）。穿刺成功后留置短导丝，穿刺点局麻后，引入并留置5F血管鞘，经鞘管引入泥鳅导丝及4F单弯导管，应用导丝导管技术将导管头端引入大隐静脉高位结扎处备用（图2.44）。

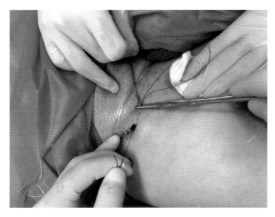

图2.36　三角针出针后再从出针点返回

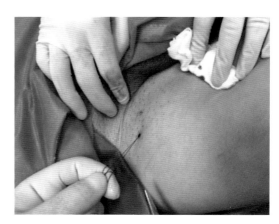

图2.37　三角针从原进针点出针

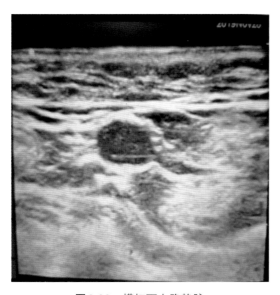

图2.38　横切面大隐静脉

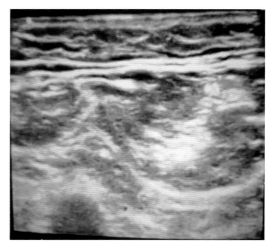

图2.39　验证大隐静脉全层结扎

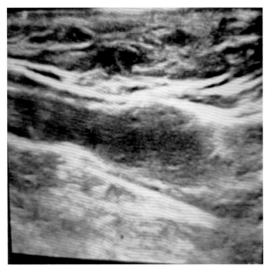

图2.40 纵切面大隐静脉

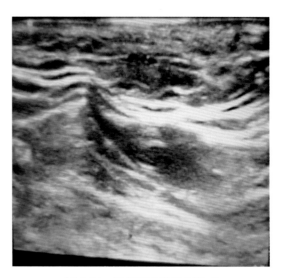

图2.41 验证纵切面全层结扎

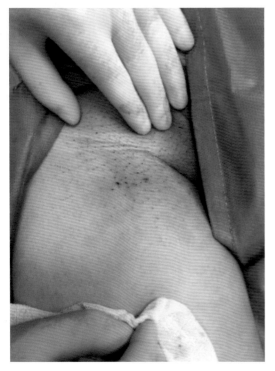

图2.42 零切口实现高位结扎

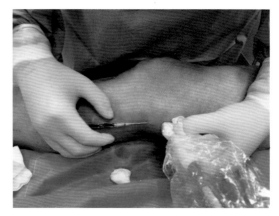

图2.43 B超定位下穿刺大隐静脉

第三步，对大隐静脉主干、局部曲张血管团进行聚桂醇硬化剂注射。具体操作：采用Tessari法以1：3～1：4（聚桂醇2ml：空气6ml/8ml）制备硬化剂，大隐静脉主干常用1：3，大隐静脉属支及小隐静脉常用1：4。使用两个10ml注射器，一个装有2ml聚桂醇原液，另一个装有6ml/8ml空气，两个注射器通过三通阀连接。来回快速推拉10～20次，便可产生硬化泡沫。注意硬化剂现配现用，配置好的硬化泡沫若长时间未使用泡沫将会消失。将配置好的硬化泡沫沿5F血管鞘注入大隐静脉主干，充分硬化后可按压住鞘管头端，使其反流到远端的膝下血管。硬化大隐静脉主干时，可同时用20ml空针从单弯导管尾端进行回抽，一是方便产生负压让硬化剂更容易与大隐静脉主干全程接触硬化，二是可以抽吸出里面残存的血液及硬化剂。对于小腿静脉曲张，采用蝶形头皮针直视下行多点穿刺（图2.45），有时候也会使用双针技术（在同一条曲张静脉通路上，选取一个点注射硬化剂，另一个点回抽血液）。若伴有皮质硬化、溃疡导致直视下穿刺困难，可辅助彩超穿刺。看到头皮针内回血后，可以缓慢地注射泡沫硬化剂，有阻力后暂停注射，避免用力过猛导致硬化剂进入深静脉或者皮下组织。如果皮下有硬化剂堆积，可向四周驱散，特别是足踝部及胫前皮肤，避免组织坏死。对于穿通支血管，一定要在彩超定位下注射，避免用量过多导致硬化剂注入深静脉。粗大的交通支亦可使用缝线结扎处理。硬化完成后暂不拔出头皮针，应用10ml空针先行回抽血管内剩余的硬化泡沫，减少后期静脉炎的发生率。每名患者的单次剂量一般不超过10ml聚桂醇原液。少部分患者如血管直径粗或血管反应性较差，可适当增加用量，注意加强回抽及监护。

第四步，对大隐静脉主干进行激光治疗。将激光导丝通过4F单弯导管引入大隐静脉根部，激光仪器的放电装置以18W激光功率和5046J激光能量水平启动。激光导丝以0.5～1.0cm/s的速度自大腿根部向膝内侧回撤，直到大隐静脉主干完全闭合（图2.46）。

最后再次通过5F血管鞘回抽血管内残存硬化剂及积血。术后患肢穿戴医用二级弹力袜，外用医用棉垫进行偏心性压迫，辅以自粘绷带固定（图2.47）。

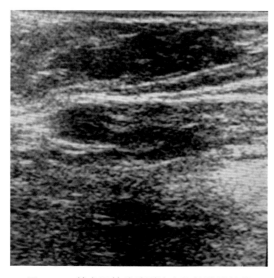

图2.44　单弯导管头端到达大隐静脉结扎处

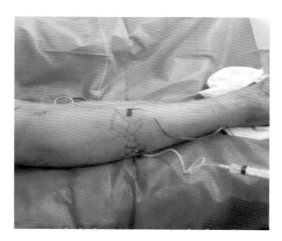

图2.45　多点硬化注射

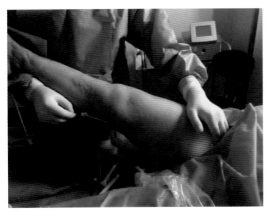

图2.46　激光闭合大隐静脉主干

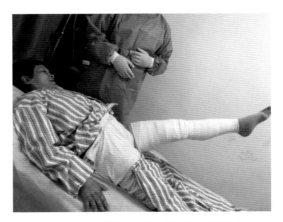

图2.47　穿戴弹力袜及偏心性压迫固定

三、术后措施

患者回病房后卧床15分钟，同时行踝泵运动，之后再下床步行15分钟，防止下肢深静脉血栓形成。除禁忌证外，所有患者均在手术后口服利伐沙班片（前3天，10mg bid；3天后，10mg qd），共抗凝2周。若患者长期口服华法林或者合并有使用抗血小板药物，抗凝用药相应调整。术后活血化瘀类药物继续使用1周。患者术后第1天即可出院，术后第3天可取下医用棉垫及自粘绷带。之后弹力袜昼穿夜脱，总时间1～3个月。术后1个月内患者避免重体力活动。所有患者出院后术区每日热敷2小时左右，同时局部外用喜辽妥，加快硬结吸收，减少炎症反应。术后随诊检查分别于术后7天，以后每个月1次，共半年在门诊进行。所有患者均由本科医生行超声复查，观察曲张静脉硬化的情况以及大隐静脉主干的闭合情况。同时观察术后下肢外观变化及溃疡愈合情况。在随访期间，如果患者大隐静脉主干没有完全闭塞或者局部散在的曲张血管仍有血流信号，及早给予泡沫硬化的二次治疗。如果患者局部出现伴有疼痛的皮下硬结，可应用大号针头或者尖刀片点一小口，挤出里面淤血，减轻疼痛，促进吸收。

四、讨　　论

静脉曲张硬化治疗的复发率主要是由于治疗后GSV的再通。研究表明，大隐静脉的直径与血液回流有直接关系，当大隐静脉直径大于5mm时，约有56.3%的患者出现回流；当大隐静脉直径小于5mm时，约有37.9%的患者出现回流。我们采用"零切口"结扎大隐静脉根部，理论上缩小了大隐静脉的直径，减少了血流对闭塞血管的影响。这种方法具有较低的复发率。此外，通过GSV高位结扎，泡沫硬化剂进入股静脉的量会相应减少，增加了手术的安全性。我们采用膝关节穿刺法，先注射泡沫硬化剂使血管挛缩，再用激光治疗膝上血管，而减少激光在膝下血管中的使用，主要是防止隐神经损伤。如果GSV严重弯曲，激光无法通过，我们可以采用分段穿刺和分段激光闭合的方法。对于膝下静脉曲张，我们采用多点穿刺注射，避免一个点注射大量硬化剂。对于穿通支，我们将泡沫硬化剂注射到穿通静脉周围的血管中，使其缓慢注入穿通静脉。或在超声引导下直接注入穿通静脉，但同时避免向深静脉注入大量泡沫硬化剂引起深血栓形成。笔者的体会是：用头皮针穿刺穿通静脉周围血管，看到有血液回流，慢慢注射泡沫硬化剂，当注射器压力升高，超声显示穿通静脉充满高回声气泡时停止注射。然后进行回抽，可见暗红色血液抽出，再次注射少量泡沫硬化剂后可见压力再次升高，再回抽。重复此动作，直到注射器没有回抽出血液，超声显示穿通静脉未见明显反流信号。对于合并有毛细血管扩张的患者，因其位置表浅，避免用量过多导致皮肤坏死。对于合并皮肤溃疡、感染的患者，避免直接于感染部位注射，可于外周进行注射，感染控制后若需要可再行二期处理。对于合并有局部血栓性浅静脉炎的患者，入院时即刻给予抗凝治疗，手术时可一期给予局部血栓点式剥脱，而不用等其炎症消退。需要注意的是，这类患者造影时一定要警惕是否合并深静脉血栓或者浅静脉血栓是否已蔓延到大隐静脉汇入股静脉处，必要时可先行下腔静脉滤器植入术，再行静脉曲张手术治疗，避免肺栓塞的风险。

手术后大部分患者无明显不适，少部分患者可出现一过性干咳和胸闷，通过氧气吸入后可自行缓解，考虑是由于少部分硬化剂泡沫顺血流进入肺循环刺激引起。在术后半年的复查时间内，大部分患者恢复良好，少部分患者出现分支血管再通，极少部分患者大隐静脉主干再通。对于这些再通的患者，需及早再次手术干预。术后随访中，下肢局部硬结和疼痛是患者反映的主要问题。硬结的出现与患者静脉曲张、激光的热效应以及泡沫硬化剂的使用有关。激光和硬化剂可引起局部残余血液凝固，出现类似于血栓性浅静脉炎的情况，并刺激周围皮肤和组织。我们通常给予局部切开减压。在随后的随访中，患者的硬结和疼痛明显减轻。对于硬结，我们的经验是：①术中加强回抽，减少静脉管腔中血液及硬化剂的残留；②术后加压包扎及弹力袜正确穿戴，减少血液反流引起的局部血液残留；③加强热敷，热敷对硬结的吸收非常重要。我们随访发现，每天局部热敷2小时的患者，硬结吸收速度明显优于未热敷的患者；④外用活血、镇痛类外用药，促进硬结吸收，减轻局部疼痛。其次，局部色素沉着也较为常见。通常我们嘱患者外用喜辽妥乳膏，常可取得满意效果。对于应用可吸收线还是不可吸收线来结扎大隐静脉，我们也做过随访，发现不可吸收线比可吸收线能取得更好的远期效果。在以往随访中，部分患者应用的可吸收线在大隐静脉未完全吸收前已经失去了结扎的作用，导致反流复发。这也是我们后期常采用不可吸收线的重要原因。

我们采用的高位结扎结合腔内激光和聚桂醇泡沫硬化治疗的方法，平均手术时间10分钟，平均住院时间3天，术后即可正常活动。此外，这种手术是在局麻下进行的，降低了手术风险和术后管理压力，提高了工作效率，也促进了日间手术的发展。微创、美观、高效是这种手术的特点。越来越多的患者，尤其是女性，难以接受传统开刀手术带来的疼痛以及对术后瘢痕的恐惧，选择"零切口"的方法治疗静脉曲张。

参 考 文 献

[1] OLIVEIRA R, et al. Evidence for varicose vein treatment: an overview of systematic reviews [J]. Sao Paulo Med J, 2018, 136（4）: 324-332.

［2］MARSDEN G，et al. Diagnosis and management of varicose veins in the legs: summary of NICE guidance ［J］. Bmj，2013，347: f4279.

［3］LURIE F，et al. Prospective randomised study of endovenous radiofrequency obliteration（closure）versus ligation and vein stripping（EVOLVeS）: two-year follow-up ［J］. Eur J Vasc Endovasc Surg，2005，29（1）: 67−73.

［4］YOUN YJ，J LEE. Chronic venous insufficiency and varicose veins of the lower extremities ［J］. Korean J Intern Med，2019，34（2）: 269−283.

［5］PERKINS JM. Standard varicose vein surgery ［J］. Phlebology，2009，24 Suppl 1: 34−41.

［6］NESBITT C，et al. Endovenous ablation（radiofrequency and laser）and foam sclerotherapy versus open surgery for great saphenous vein varices ［J］. Cochrane Database Syst Rev，2014（7）: Cd005624.

［7］RASMUSSEN LH，et al. Randomized clinical trial comparing endovenous laser ablation, radiofrequency ablation, foam sclerotherapy and surgical stripping for great saphenous varicose veins ［J］. Br J Surg，2011，98（8）: 1079−1087.

［8］SCARPELLI P，et al. An update in varicose vein pathology after ten years of endovenous laser therapy（EVLT）with a 980 nm diode laser: clinical experience of a single center ［J］. Laser Ther，2013，22（4）: 269−273.

［9］KIM HK，et al. Endovenous lasering versus ambulatory phlebectomy of varicose tributaries in conjunction with endovenous laser treatment of the great or small saphenous vein ［J］. Ann Vasc Surg，2009，23（2）: 207−211.

［10］BAI T，W JIANG，Y FAN. Influence of Syringe Volume on Foam Stability in Sclerotherapy for Varicose Vein Treatment ［J］. Dermatol Surg，2018，44（5）: 689−696.

［11］DARVALL KA，et al. Recovery after ultrasound-guided foam sclerotherapy compared with conventional surgery for varicose veins ［J］. Br J Surg，2009，96（11）: 1262−1267.

［12］GIBSON K，K GUNDERSON. Liquid and Foam Sclerotherapy for Spider and Varicose Veins ［J］. Surg Clin North Am，2018，98（2）: 415−429.

［13］FIROUZNIA K，et al. Endovenous laser treatment（EVLT）for the saphenous reflux and varicose veins: a follow-up study ［J］. J Med Imaging Radiat Oncol，2013，57（1）: 15−20.

［14］HSU CC，et al. Venous cutdown versus the Seldinger technique for placement of totally implantable venous access ports ［J］. Cochrane Database Syst Rev，2016（8）: Cd008942.

［15］BAI T，et al. A Review of Sclerosing Foam Stability in the Treatment of Varicose Veins ［J］. Dermatol Surg，2020，46（2）: 249−257.

［16］KIM MJ，et al. Association between venous reflux and diameter of great saphenous vein in lower thigh ［J］. J Vasc Surg Venous Lymphat Disord，2020，8（1）: 100−105.

［17］LIU ZX，et al. Efficacy of Endovenous Laser Treatment Combined with Sclerosing Foam in Treating Varicose Veins of the Lower Extremities ［J］. Adv Ther，2019，36（9）: 2463−2474.

聚桂醇硬化剂在下肢静脉慢性疾病中的应用

冉 峰

（南京鼓楼医院血管外科）

一、概 述

慢性静脉疾病（chronic venous diseases，CVD）是由于静脉结构或静脉功能异常导致回流不畅、血流淤滞、静脉压力过高而产生一系列症状和体征的疾病；表现为下肢毛细血管扩张及浅静脉迂曲，常伴有下肢水肿、酸胀、沉重感等症状，严重者逐渐出现皮肤营养状况改变（广泛湿疹、色素沉着、脂溢性硬皮病甚至溃疡发生）。CVD是最常见的血管疾病，在2011年由国际静脉联盟组织的大规模流行病学调查中，静脉疾病约占血管外科疾病的60%；在国内统计研究中，下肢静脉疾病的患病率为8.89%，近1亿患者受其困扰。

随着技术的发展，CVD的治疗方式逐渐成熟。目前传统的隐静脉高位结扎剥脱术、隐静脉激光闭合术及射频消融术正在临床广泛开展，然而伴随静脉性溃疡以及较高的复发率成为CVD治疗的难点。研究表明，常规大隐静脉高位结扎剥脱术后静脉曲张复发率高达17%。而在CVD患者中，1.5%以上的患者存在下肢静脉性溃疡（venous leg ulcer，VLU），手术后溃疡复发率可高达70%。穿通静脉反流对CVD发生、发展尤其晚期溃疡形成的影响已取得共识。王深明等一组病例报道中97.5%的患者因交通支静脉功能不全引起下肢静脉性溃疡。目前临床常用的交通支处理方式有手术结扎、内镜筋膜下穿通支静脉离断术（subfascial endoscopic perforator surgery，SEPS）等，但创伤大、出血风险高，患者接受度较低；腔内治疗发展后热消融闭合术成为交通支闭合术的又一选择，但在溃疡周围热辐射引起组织损伤可使皮肤损伤加剧，溃疡难愈。

近年来，聚桂醇硬化剂的出现为下肢静脉功能不全的治疗提供了新思路。硬化剂治疗技术指通过将硬化剂定向注射于曲张静脉内使得静脉内皮损伤，产生无菌性炎性反应，最终达到静脉闭合不能再通的目的。通过影像学引导，聚桂醇硬化剂注射治疗可控性强，达到精准治疗、避免创伤的目的。2019年国内单中心随机对照试验研究发现，相较于SEPS及传统大隐静脉高位结扎剥脱术，大隐静脉结扎剥脱联合超声引导硬化剂治疗效果显著，且疼痛、血肿等并发症少。临床相关研究证实，硬化剂治疗联合交通支静脉处理可能在保证远期低复发率的同时，降低手术创伤及并发症风险，达到"双赢"结果。

本章的目的在于简要地总结交通支静脉对于CVD发生发展的重要意义，客观地阐述目前交通支静脉功能不全相关性静脉曲张性疾病以及溃疡的治疗方法，特别是泡沫硬化剂治疗联合交通支静脉闭合术的临床应用，评价其在现有研究中的优势与地位。

二、病理生理学依据

1. 交通静脉的重要意义

下肢慢性静脉疾病是由于静脉反流、静脉狭窄闭塞、静脉壁薄弱或腓肠肌功能不全导致下肢静脉高压而引起，从下肢静脉压升高，毛细血管扩张发展到皮肤溃疡形成，目前临床上常用静脉分类系统（clinical-etiology-anatomic pathophysiologic classification system，CEAP）分级（表2.1）对CVD的进展进行评估。对于高级别患者，通常存在交通支静脉功能不全。Negle报道的一组严重临床分级患者中有86%存在深静脉反流，100%存在交通支静脉功能不全。

交通静脉是浅静脉连接深静脉交通支。生理状况下，交通静脉具有单向瓣膜，确保血液由浅静脉留向深静脉。当静脉压力增加或静脉瓣膜功能不全时，原本纤细的交通静脉出现内径增粗、反流，即成为血液由深静脉向浅静脉反向流动的"短路"，尤其腓肠肌收缩时大量血液经交通支进入浅静脉系统，静脉压力进一步升高。小腿挤压实验中，穿通静脉反流持续时间超过0.5秒即定义为下肢穿通静脉功能不全。

下肢重要的交通支静脉有数条，包括主要位于内踝的Cockett Ⅰ交通支，位于小腿内侧中部的Cockett Ⅲ交通支以及两者之间的Cockett Ⅱ交通支。小腿静脉中，近心段静脉管径较粗，远端纤细且管壁较薄，当久站、负重等因素或深静脉回流不畅时，远侧静脉淤血，压力较近侧升高，因此交通支静脉反流好发于小腿中下段。长期的静脉高压可引起血管内皮受损，白细胞激活，循环中白细胞表达L-选择蛋白和CD11b减少，血浆中炎症相关因子增加，内皮细胞黏附并浸润局部组织，血小板和单核细胞聚集，进一步产生炎性介质导致慢性炎症反应。长期的炎症及炎性因子堆积可在因静脉高压血流动力学改变而迂曲扩张的毛细血管周围形成"纤维蛋白袖套"，阻碍血氧弥散，皮肤微循环障碍，皮肤营养障碍以致色素沉着及溃疡形成；而位于小腿肌肉泵下方的Cockett Ⅰ交通支所承受的压力最大，因而静脉溃疡好发于足踝区域。交通支静脉内径越大，反流时间越长，下肢CEAP分级越高，目前最新版CEAP分级已将足踝区环状静脉曲张纳入C6级，成为最高等级CVD患者特征。

2. 硬化剂治疗原理

聚桂醇（lauromacrogol）又名乙氧硬化醇，化学名称为聚氧乙烯月桂醇醚。1936年，聚桂醇首次被合成，由极性亲水性的十二烷基头和极性疏水性的聚乙烯氧化物链组成，作为醚类化合物，聚桂醇首先应用于局部麻醉。后Henschel等发现其血管硬化作用，且相较于传统硬化剂外渗严重易引起周围组织粘连，聚桂醇对周围组织损伤较小，其麻醉作用也有效的预防了术后疼痛反应，因而聚桂醇作为新型硬化剂被推广应用。聚桂醇为非离子表面活性剂，在血管腔内可以通过改变接触界面的能量分布降低液体表面张力，极短时间内析出接触的细胞膜的表面蛋白使得内皮细胞破坏裂解，血管内无菌性炎症激发，纤维组织增生最终导致血

表2.1 CEAP分级	
分 级	症 状
临床分级（C）ab	
C_0	无可见的静脉疾病症状
C_1	毛细血管扩张症和/或网状静脉丛
C_2	静脉曲张
C_{2r}	复发性静脉曲张
C_3	水肿
C_{4c}	继发于CVD的皮肤或皮下组织的改变
A	色素沉着或湿疹样改变
B	足踝区环状静脉曲张
C	
C_5	已愈合性静脉溃疡
C_6	活动性静脉溃疡
C_{6r}	复发性活动性静脉溃疡
病原学分级（E）	
E_p	原发性
E_s	继发性
E_{si}	继发性－血管腔内
E_{se}	继发性－血管腔外
E_c	先天性
E_n	无明确血管原因
解剖学分级（A）	
A_s	浅表的
A_d	深的
A_p	交通的
A_n	无明确血管位置
病理生理学分级（P）	
P_r	反流
P_o	阻塞、血栓
$P_{r,o}$	反流和阻塞
P_n	无静脉病理生理学改变

管硬化闭塞。相较于开放手术，硬化剂注射治疗适用于任何CEAP评级的患者，早期轻症患者可用于扩张毛细血管的硬化治疗达到预防、美容目的；静脉曲张及溃疡形成的患者通过硬

化剂注射可解除局部蚓状突起症状，破坏溃疡底部迂曲血管达到治疗目的并通过闭塞穿通血管预防溃疡再生。另外，周永财等研究中发现该实验组患者术后TNF-α、IL-6等炎症因子表达水平上升幅度小，炎症反应轻，预示着术后并发症发生率相对较低。

在CEAP分级高级别患者中，泡沫硬化剂在影像学支持下精准定位闭合交通支静脉，减少创伤及出血；可注入溃疡床下静脉，减轻溃疡部位淤血，解除静脉高压，从而促进溃疡愈合，并可通过弥散效应充盈溃疡面与皮下静脉间的交通微循环，预防溃疡复发。超声引导以及DSA引导下泡沫硬化剂的注射治疗均取得了良好的临床反馈，对于复发性及静脉性溃疡患者同样受益，尤其对于直径3mm以下的穿通静脉闭合效果理想。硬化剂注射治疗凭借学习曲线短、设备要求低、避免麻醉风险等优势，已成为交通静脉功能不全以及静脉性溃疡患者治疗的优选。

三、交通支相关性静脉曲张的治疗方式发展

1. 传统手术结扎（Linton术及改良Linton术）

1938年，Linton首先提出交通静脉瓣膜功能不全与静脉曲张的密切联系；为达到彻底治愈、避免复发的目的，他主张在小腿内侧，沿交通静脉走行，找出沟通深静脉的位置取纵行切口至深筋膜下，显露交通静脉，在深筋膜下予以结扎。传统Linton手术是治疗静脉性溃疡的有效方法，但为充分暴露靶血管，术中切口较长，深及深筋膜下，游离范围广，创伤大。Linton术后皮肤坏死以及局部切口延迟愈合者最高可达58%。在此基础上，改良Linton术被提出：在术前采用超声等影像定位交通静脉反流部位，术中联合大隐静脉高位结扎，小腿根据术前标记取分段切口以减少损伤，提高治疗效率，但仍有一定的盲目性。由于传统手术切口多位于溃疡附近，易发感染，邻近溃疡的皮肤营养状况较差，易导致切口感染、愈合不良。术后易发生感染、出血及切口愈合困难等并发症，使得目前临床中已基本很少应用该手术方式。

2. 内镜筋膜下穿通支静脉离断术（SEPS）

1985年，Hauer将腹腔镜器械利用于深筋膜下交通静脉离断（SEPS），在静脉性溃疡的治疗中取得了良好的效果。该术式在远离踝部溃疡的小腿内侧取微小切口，分离皮肤、皮下组织及深筋膜，通过腹腔镜进入深筋膜，直视下离断交通静脉，对于交通支相关的反复静脉溃疡治疗效果明确。SEPS手术相较于传统手术方式，达到微创、损伤小等目的，精准定位交通静脉，直视下手术治疗彻底，并且远离溃疡部位的切口，很大程度上避免了术后感染等并发症，同时避免溃疡周围皮肤及皮下组织损伤，增加溃疡愈合概率。同时，Sato等证实在长达35个月的随访中，SEPS术后患者28%的溃疡复发率远低于传统手术组（68%）。SEPS因微创、精准治疗等优势在我国迅速开展，但也逐渐暴露出一些问题；SEPS术中需向深筋膜下间隙注入CO_2，广泛游离皮下组织以获得良好的视野，软组织创伤不可避免，手术时间较长，CO_2的部分吸收也使得微循环障碍，术后出血、疼痛等并发症发生率高；并且静脉高压患者通常交通静脉压力较高，静脉壁脆弱，出血倾向高，腔内操作时少量出血即可能影响交通支的定位，视野常被血液掩盖，操作困难，因此在下级医院难以广泛开展。

3. 腔内热消融术（图 2.48）

随着介入治疗的不断发展，静脉腔内闭合术成为静脉功能不全的新型手术方式。该术式采用导管或光纤进入曲张静脉或大隐静脉主干，通过热效应使得内皮损伤破坏，局部血管挛缩纤维化改变或血栓形成，相较于传统开放手术更具安全、便捷等优势。腔内手术可以有效减少损伤，避免大隐静脉主干剥脱后血肿形成，更加符合现在患者对于微创、美观、高效

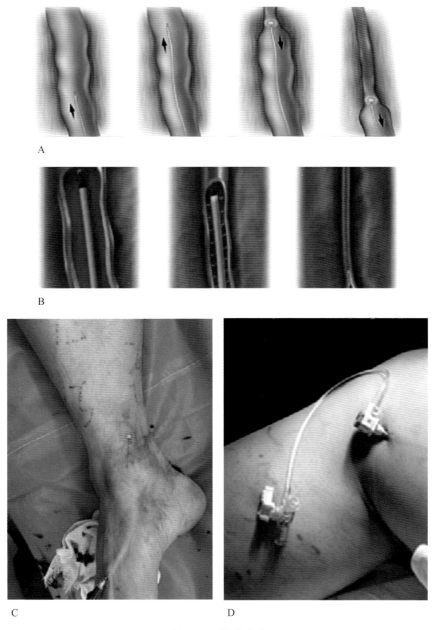

图 2.48　热消融术

A. 腔内激光治疗原理示意；B. 腔内射频治疗原理示意；C. 腔内激光治疗临床应用；D. 腔内射频治疗临床应用。

的追求。目前临床广泛应用的腔内治疗包括激光、微波、射频等，成为CVD高分级患者微创治疗的优选。热消融术治疗效果确切，联合超声引导，可在术中精准定位，同时规避了切口带来的远期感染风险，复发患者可通过重复操作避免反复开放手术；因其优势，2019年《中国慢性静脉疾病诊断与治疗指南》推荐对于下列患者可采用腔内治疗：①穿通静脉反流时间＞0.5s；②穿通静脉位于下肢静脉性溃疡（愈合或活动性溃疡）附近且直径＞3.5mm；③CEAP分级≥C4级；④浅静脉手术后复发。但值得注意的是，腔内治疗通常使内膜出现广泛的热损伤，溃疡周围皮肤营养障碍，可能引起皮肤损伤加重溃疡；足踝内侧治疗时，由于伴行隐神经，热灼伤损伤神经导致部分患者会发生下肢麻木不适甚至活动障碍。并且血管内皮损伤后，血栓形成风险增高，由于没有确切的结扎，浅静脉或交通静脉闭合不全时可能引起血栓蔓延进入深静脉引起肺栓塞等严重并发症。

4. 联合硬化剂治疗（图2.49）

聚桂醇泡沫硬化剂治疗下肢静脉曲张已经广泛应用于临床。硬化剂治疗以其"零切口""低风险""美观无痛"等特点满足了患者对于"微创、个体化"等先进医疗概念的高要求。泡沫硬化剂在注入血管后通过驱散血液，闭合血管达到治疗目的，相较于其他治疗方式，有以下优势：①微创、减少损伤：泡沫硬化剂治疗真正做到了微创的要求，最大限度减少切口的发生；②蔓延效应：泡沫硬化剂因其可控的蔓延效应，通常可以达到常规外科手术和静脉腔内热消融治疗不能到达的部位并填充微循环，治疗效果好且对全身血液内环境影响较小；并可以避免皮肤病变部位的静脉穿刺，通过硬化剂流体特性使药物流向靶静脉达到治疗目的；③安全有效，避免麻醉：CVD的患病率与年龄成正相关，老年患者病程长，多伴随下肢皮肤营养障碍、难治性溃疡等，是手术的绝对指征，但老年患者心肺功能较差，麻醉风险高，围手术期心脑血管意外风险高，对于这类患者，泡沫硬化剂注射治疗无须麻醉，治疗时间短，术后恢复快，即刻可活动下肢避免久卧，更加适用；④并发症少：Rathbun等对684篇相关文献进行荟萃分析，证实了泡沫硬化剂治疗的安全性及有效性；聚桂醇的局部麻醉作用也可有效避免术后疼痛反应的发生，减少卧床时间，降低深静脉血栓风险。

目前泡沫硬化剂注射治疗应用于交通静脉相关性静脉曲张性溃疡的治疗已有多种方式，均取得了良好的效果。①超声引导下泡沫硬化剂注射治疗：超声探查作为交通静脉诊断的重要手段，在术前可辅助精准定位交通静脉，明确静脉流向为术中注射治疗提供依据；术中可引导穿刺避免无效穿刺及穿刺损伤，通过超声引导精确定位，实时观测交通支静脉，穿刺交通支静脉旁浅静脉，注入泡沫硬化剂，当完全充填静脉至深静脉汇入处时停止注射，实时监测泡沫硬化剂的扩散，控制注射剂量，指导按压交通支防止硬化剂流入深静脉。术后可用于随访观察病变血管闭合情况。目前国内相关临床试验均取得了100%静脉闭合率，并获得了远期较低的复发率。孔令尚等比较了超声引导下泡沫硬化剂注射闭合交通支静脉、SEPS手术及传统结扎手术对于静脉性溃疡患者的治疗效果，结果发现，3种手术方式术后短期疗效均显著，超声引导下泡沫硬化剂治疗术后交通支附近皮下血肿、皮肤麻木发生率均显著降低，肌间静脉或深静脉血栓发生率无差异，虽然皮下硬结高发，但健康评分显示硬化剂治疗组生活质量更高。②DSA引导下泡沫硬化剂注射治疗：目前可采用DSA等影像学支持硬化剂注射治疗，更加直观、可视性强、学习曲线短，在静脉曲张及溃疡患者中均获得了良好的临床

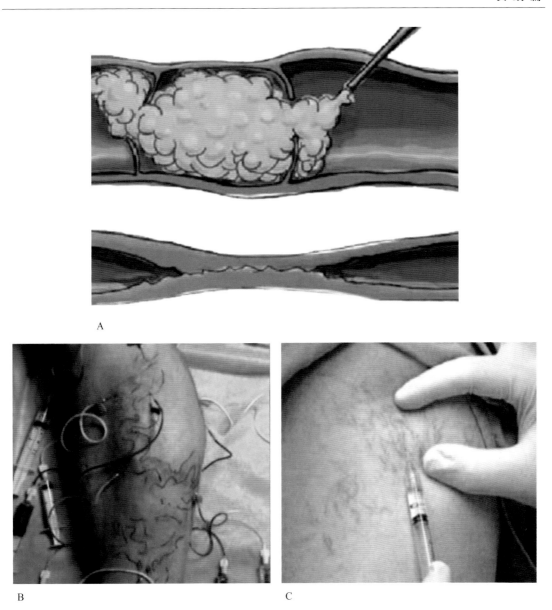

图2.49 泡沫硬化剂治疗
A. 泡沫硬化剂治疗原理示意；B. 硬化剂治疗静脉曲张示例；C. 硬化剂治疗毛细血管扩张示例。

疗效。通过足背静脉穿刺注入造影剂，顺行造影清晰地显示下肢曲张静脉及交通静脉情况，指引下注射泡沫硬化剂。当硬化剂充盈血管时造影剂被驱赶，曲张静脉"消失"，直至造影剂被完全置换。泡沫硬化剂充盈至深静脉入口时停止继续注射。DSA引导硬化剂注射治疗相较于超声更加精准，减少损伤，但术中射线以及造影剂的应用等问题也成为该术式不可避免的弊端。③手术联合泡沫硬化剂注射治疗：由于泡沫硬化剂的不稳定性以及单次治疗剂量限制，存在闭合不全或术后复发等问题。在近期沈昌山等的研究报道中58例患者DSA引导下硬化剂注射治疗后3个月内12例患者再发。Dwerryhouse等认为下肢静脉曲张术后复发的主要原因是残留大隐静脉反流及属支结扎不彻底，因此在泡沫硬化剂注射治疗的基础上，提出了手术联合治疗的方式。2020年张献锐等报道了一项单中心随机对照研究，表明大隐静脉高位结扎联合泡沫硬化剂治疗静脉曲张较传统手术，在保证低复发率的情况下不仅缩短了下床活动时间、术后住院时间，并且术后疼痛评分低，有效降低并发症率（色素沉着、头痛、血栓性浅静脉炎、皮下血肿、隐神经损伤）。张冠一等在腔内激光闭合术联合术前超声定位下泡沫硬化剂治疗交通静脉的手术中获得了良好的疗效。国外近期研究也同样证实了手术联合硬化剂治疗的优势。

四、讨　　论

　　CVD是血管外科常见的疾病，发病率随年龄增长而增长，平均发病年龄为53.4岁，女性发病率较高（67.5%）。在50岁左右的下肢不适的人群中，CVD的发生率为63.9%，每年新发病率为0.5%～3.0%，其中静脉性溃疡患者达1.5%。下肢静脉溃疡患者分级通常为临床C5～C6级。作为公认临床上常见的血管性疾病，VLU占下肢慢性溃疡的80%。相对于静脉曲张，VLU患者劳动能力更差，残疾风险更高，反复溃疡不愈甚至可能引起重症感染和局部恶性病变例如皮肤鳞状细胞癌。因此，在CVD治疗中，如何避免复发及静脉溃疡的发生是难点也是重点。静脉曲张术后复发的原因是多方面的，目前认为下肢静脉瓣膜功能不全、静脉回流不畅尤其穿通静脉功能不全等是高危因素，并可最终引起皮肤营养障碍、溃疡发生。统计发现溃疡发生率在单纯浅静脉功能不全患者中仅有6%，合并穿通静脉功能不全时上升至30%。传统手术联合压力治疗可以促进深静脉回流，加强肌肉泵功能，但对于交通静脉反流收效甚微。单纯行大隐静脉或小隐静脉手术后患者溃疡愈合率仅为46%，在此基础上同时处理交通静脉支病变可明显提高溃疡愈合率，交通支静脉是否有效闭合对溃疡的愈合及复发有预测意义。研究发现，交通支静脉内径＞4mm出现下肢静脉性溃疡的可能性大，可以将交通支静脉内径＞4mm作为出现静脉性溃疡的临界值，即作为行下肢交通支静脉结扎的手术指征。

　　既往Linton术式采取腓肠肌切开，结扎交通静脉，创伤极大、感染风险高，合并皮肤病变患者往往切口延迟愈合，且易损伤神经、肌肉引起后期活动感觉障碍，降低患者术后生活质量。目前SEPS手术逐渐成熟，相对微创，但仍存在出血多、切口多、方式复杂等问题，患者接受度较低，对设备要求高，在基层医院推广困难。腔内热消融术的兴起使得交通支静脉的处理更加微创安全，但在皮下组织疏松的小腿胫前区域等易导致热损伤传导、蛋白质破坏，术后出现皮下血肿、皮肤瘀斑、局部硬结、隐神经损伤等并发症，影响患者恢复及生活质量。术中患者平躺时交通静脉可能完全塌陷，定位困难而无法有效处理。

　　聚桂醇硬化剂注射治疗是目前新型的微创治疗方式，通过硬化剂注射进入血管后将腔内血液有效排空，刺激内皮组织后将静脉转化为纤维条索从而达到治疗目的。单绍银等对聚桂醇硬化剂注射治疗静脉曲张患者的外周血中炎症因子研究发现，患者血管内皮功能明显改善，并且发现聚桂醇具有一定的消炎、抗感染作用，其止血效应也可以有效减少术中出血，局部麻醉作用可以减轻术后疼痛。硬化剂注射治疗高效、微创，无须麻醉，恢复周期短且可反复应用治疗，适用于CVD病程中的各个阶段。更重要的是，泡沫硬化剂可以通过影像学引导精准定位交通静脉，达到针对性治疗的目的，有效地闭合穿通静脉，以降低远期复发率。同样，对于溃疡患者，溃疡床下大量静脉钙化、硬化，外科手术难以处理，并有高感染风险，粗暴的点状剥脱或腔内操作可能损伤周围皮肤及神经组织，导致术后并发症的发生。目前超声及DSA引导下泡沫硬化剂注射治疗均已取得显著近期疗效。为保障远期的低复发率，多临床中心也提出大隐静脉处理联合泡沫硬化剂注射治疗。

聚桂醇注射液作为硬化剂治疗优势明显，但也存在一些不足。硬化剂腔内注射可能引起一些并发症，主要包括过敏反应、局部红肿、硬结、深静脉血栓、色素沉着、血管丛生、卒中及一过性脑缺血等以及其他个体反应（如一过性视觉障碍）等。这些并发症的发生与硬化剂的浓度及用量密切相关。目前对于硬化剂的浓度和剂量尚无统一定论，只是推荐在术中泡沫总量控制在40ml以下以避免术后严重并发症的发生；并要求尽可能采取影像学支持避免硬化剂向深静脉内溢出，术后及时压力治疗及早期的活动避免深静脉血栓的形成。同时，长期随访发现对于直径3mm以及3mm之内的病变穿通支，硬化剂闭合效率可达100%；而对于直径大于5mm的病变穿通支，闭合效果非常不理想。因此，对于直径较大的交通支反流性病变如何处理，仍有待进一步研究。

五、结　　论

CVD是血管外科高发疾病，交通静脉反流与静脉曲张患者术后的高复发率以及静脉性溃疡的发生息息相关。既往采用开放手术或内镜下手术结扎治疗，效果确切，但创伤大，并发症率高，无法满足患者对于手术微创、高效、美观的要求。腔内热消融术式的出现使得交通支静脉的处理真正微创化，具有里程碑式意义，但对于静脉性溃疡患者，效果仍不理想；此外，热效应可能进一步损伤皮肤而导致溃疡不愈。聚桂醇作为硬化剂管腔内注射为交通静脉相关性静脉曲张的治疗提供了新的选择，具有操作便捷、并发症少、安全美观等优势，使其成为目前研究热点。影像学引导硬化剂精准注射治疗相较于传统手术更加安全有效。单纯硬化剂治疗受限于剂量控制且复发率高，局部浓集、静脉内蔓延回流可能引起一系列不良反应。因此，目前临床多尝试将传统术式或腔内治疗联合硬化剂注射治疗，在有效控制药物剂量的同时保证远期疗效。但硬化剂治疗的应用剂量、在保证手术效果的同时如何避免肺栓塞等严重并发症的发生以及大直径交通静脉的治疗等问题仍需进一步讨论研究。

参 考 文 献

［1］中华医学会外科学分会血管外科学组，中国医师协会血管外科医师分会，中国医疗保健国际交流促进会血管外科分会，等. 中国慢性静脉疾病诊断与治疗指南［J］. 中华医学杂志，2019，99（39）：3047-3061.

［2］中华医学会外科学分会血管外科学组. 慢性下肢静脉疾病诊断与治疗中国专家共识［J］. 中华普通外科杂志，2014，29（4）：246-252.

［3］王深明，胡作军. 中国静脉外科临床研究的现状与发展［C］. //第八届全国血管外科学术会议. 2006：

15-23.

［4］何静，王军，杨涛. 慢性下肢静脉疾病的流行病学研究现状［J］. 中国血管外科杂志（电子版），2018，10（1）：71-78.

［5］鲁科峰，何洪峰，胡巧洪，等. 超声引导在泡沫硬化剂硬化交通支静脉治疗下肢静脉曲张复发中的作用探讨［J］. 临床超声医学杂志，2017，19（6）：418-420.

［6］FINLAYSON K，EDWARDS H，COURTNEY M. Relationships between preventive activities，psychosocial factors and recurrence of venous leg ulcers：a prospective study.［J］. Journal of Advanced Nursing，2011，67（10）：2180-2190.

［7］RAJU S，NEGLEN P. Clinical practice. Chronic venous insufficiency and varicose veins［J］. New England Journal of Medicine，2009，360（22）：2319-2327.

［8］王深明，胡作军，李晓曦，等. 内镜筋膜下交通静脉结扎术治疗重度慢性下肢静脉功能不全51例［J］. 中华普通外科杂志，2003，18（9）：527-529.

［9］范根学. EVLT联合泡沫硬化剂治疗下肢静脉曲张的临床效果［J］. 临床医学研究与实践，2019，4（14）：93-94.

［10］中国微循环学会周围血管疾病专业委员会. 聚桂醇注射液治疗下肢静脉曲张微循环专家共识［J］. 血管与腔内血管外科杂志，2020，6（5）：377-381.

［11］孔令尚，丁家骏，金辉，等. 不同方式处理交通支静脉对下肢静脉性溃疡患者术后生活质量的影响［J］. 中国医学前沿杂志（电子版），2019，11（6）：83-86.

［12］MEISSNER M H，MONETA G，BURNAND K，et al. The hemodynamics and diagnosis of venous disease［J］. Journal of Vascular Surgery，2007，46 Suppl S（6）：4S-24S.

［13］The 2020 update of the CEAP classification system and reporting standards-ScienceDirect［J］. Journal of Vascular Surgery：Venous and Lymphatic Disorders，2020，8（3）：342-352.

［14］NEGLEN P，RAJU S. A comparison between descending phlebography and duplex Doppler investigation in the evaluation of reflux in chronic venous insufficiency：A challenge to phlebography as the "gold standard"［J］. Journal of Vascular Surgery，1992，16（5）：687-693.

［15］ALAVI A，SIBBALD R G，PHILLIPS T J，et al. What's new：Management of venous leg ulcers：Approach to venous leg ulcers.［J］. Journal of the American Academy of Dermatology，2016，74（4）：627-640.

［16］GLOVICZKI P，COMEROTA AJ，DALSING MC，et al. The care of patients with varicose veins and associated chronic venous diseases：clinical practice guidelines of the Society for Vascular Surgery and the American Venous Forum［J］. Journal of Vascular Surgery，2011，53（5 Suppl）：2S-48S.

［17］YONGBO，XU，YUANYUAN，et al. Phenotypic and functional transformation in smooth muscle cells derived from varicose veins-ScienceDirect［J］. Journal of vascular surgery. Venous and lymphatic disorders，2017，5（5）：723-733.

［18］CASTRO-FERREIRA R，CARDOSO R，LEITE-MOREIRA A，et al. The role of endothelial dysfunction and inflammation in chronic venous disease［J］. Ann Vasc Surg，2018，46：380-393.

［19］张冠一，孟庆义. 腔内激光联合泡沫硬化剂治疗下肢静脉性溃疡的疗效分析［J］. 中国血管外科杂志（电子版），2018，10（4）：275-278.

［20］许玉春，李介秋，李轶辉. 小腿交通支静脉内径大小与下肢慢性静脉性溃疡的关系探讨［J］. 临床外科杂志，2020，28（11）：1071-1073.

［21］RABE E，OTTO J，SCHLIEPHAKE D，et al. Efficacy and Safety of Great Saphenous Vein Sclerotherapy Using Standardised Polidocanol Foam（ESAF）：A Randomised Controlled Multicentre Clinical Trial［J］.

European Journal of Vascular and Endovascular Surgery，2008，35（2）：238-245.

［22］骆晨，周军. 聚桂醇硬化治疗的应用现状及研究进展［J］. 巴楚医学，2020，3（3）：114-117.

［23］韦德康，韦彩群，钟醒怀，等. DSA引导下聚桂醇泡沫硬化剂注射治疗下肢静脉曲张的临床研究［J］. 医药前沿，2015（10）：233-234.

［24］JIA X，MOWATT G，BURR JM，et al. Systematic review of foam sclerotherapy for varicose veins［J］. British Journal of Surgery，2007，94（8）：925-936.

［25］廖恺，曾庆乐. 泡沫硬化疗法在下肢静脉曲张治疗中的临床应用现状［J］. 中国介入影像与治疗学，2015，12（1）：60-62.

［26］汪涛，何旭，顾建平. 下肢静脉曲张的微创治疗［J］. 介入放射学杂志，2008，17（1）：66-69.

［27］管京乐，殷世武. 泡沫硬化疗法在下肢静脉曲张性溃疡的临床应用［J］. 安徽医药，2015，19（1）：138-139.

［28］朱永强，徐敬宣，陈俊英，等. 透视引导下聚桂醇泡沫硬化剂治疗下肢静脉曲张的疗效观察［J］. 中华放射学杂志，2012，46（9）：836-839.

［29］王皆，钱少圭，白晓光，等. DSA引导下泡沫硬化剂治疗下肢静脉曲张性溃疡疗效评估［J］. 中国临床医学影像杂志，2018，29（3）：209-211.

［30］朱永强，吴定权，孙冬慧，等. 超声结合透视导引泡沫硬化治疗下肢静脉性溃疡临床效果［J］. 介入放射学杂志，2019，28（10）：934-937.

［31］卢凯平，卢惟钦，杨光唯，等. 泡沫硬化剂治疗下肢穿通静脉功能不全的长期随访结果［J］. 中华普通外科杂志，2019，34（6）：506-508.

［32］HAUER G，BARKUN J，WISSER I，et al. Endoscopic subfascial discission of perforating veins［J］. Surgical Endoscopy & Other Interventional Techniques，1988，2（1）：5-12.

［33］邓超频，陈聪，艾鹏，等. 超声定位小腿交通支离断手术治疗下肢交通支功能不全［J］. 外科理论与实践，2006，11（3）：255-256.

［34］张强，王跃东，李君达. 内镜下静脉交通支断离术的临床应用［J］. 中国实用外科杂志，2001，21（5）：278-279.

［35］LABROPOULOS N，GIANNOUKAS A，NICOLAIDES A，et al. New insights into the pathophysiologic condition of venous ulceration with color-flow duplex imaging：implications for treatment?［J］. Journal of Vascular Surgery，1995，22（1）：45-50.

［36］HANRAHAN L M，ARAKI C T，RODRIGUEZ A A，et al. Distribution of valvular incompetence in patients with venous stasis ulceration［J］. Journal of Vascular Surgery，1991，13（6）：805-811；discussion 811-812.

［37］程勇，赵渝，时德，等. 小腿深筋膜下内镜交通支离断术与传统手术在下肢静脉性溃疡治疗中的比较［J］. 第三军医大学学报，2002，24（7）：833-835.

［38］RHODES J M，GLOVICZKI P，CANTON L G，et al. Factors affecting clinical outcome following endoscopic perforator vein ablation［J］. American Journal of Surgery，1998，176（2）：162-167.

［39］国士刚，李国明，李卫军，等. 腔镜下交通静脉离断术与传统手术治疗下肢交通静脉功能不全［J］. 中国医刊，2014，49（12）：78-79.

［40］梁卫，蒋米尔，张纪蔚，等. 微粒化纯化黄酮制剂治疗下肢静脉性溃病的临床研究［J］. 上海第二医院大学学报，2005，25：22-24.

［41］邹君杰，章希炜，杨宏宇，等. 腔镜下交通支离断术治疗下肢静脉溃疡的中期疗效［J］. 南京医科大学学报（自然科学版），2015，35（1）：102-104.

［42］陈灿，鲍传明，刘建华. 大隐静脉曲张个体化治疗319例分析［J］. 中国实用外科杂志，2014，34（1）：

33-34.

［43］王忠臣，黄智勇，王鑫. 腹腔镜下深筋膜交通支静脉离断术在治疗 CEAP5 级以上病例中的临床分析研究［J］. 齐齐哈尔医学院学报，2014，35（19）：2881.

［44］刘咸罗，钱小星，汤永胜，等. 诊治下肢交通静脉瓣膜功能不全的新技术及其临床应用［J］. 中国现代普通外科进展，2015，18（1）：23-25，38.

［45］吴茂松，刘咸罗，钱小星，等. 超声引导下激光闭合术治疗下肢交通静脉瓣膜功能不全［J］. 中国血管外科杂志，2015，7（3）：185-187.

［46］夏红利，谭最，俞建平，等. 聚桂醇泡沫硬化剂治疗下肢静脉曲张 562 例分析［J］. 中国微创外科杂志，2012，12（9）：780-782.

［47］HAMEL-DESNOS CM，DESNOS PR，FERRE B，et al. In vivo biological effects of foam sclerotherapy［J］. European Journal of Vascular and Endovascular Surgery，2011，42（2）：238-245.

［48］RATHBUN S，NORRIS A，STONER J. Efficacy and safety of endovenous foam sclerotherapy：meta-analysis for treatment of venous disorders［J］. Phlebology，2012，27（3）：105-117.

［49］BLOMGREN L，JOHANSSON G，EMANUELSSON L，et al. Late follow-up of a randomized trial of routine duplex imaging before varicose vein surgery［J］. British Journal of Surgery，2012，98（8）：1112-1116.

［50］马芳，许继梅，刘咸罗. 彩色多普勒超声对下肢交通支静脉功能不全的诊疗价值［J］. 中国超声医学杂志，2018，34（4）：346-349.

［51］李坚，卓涛，王海，等. 彩色超声引导下聚桂醇泡沫硬化剂注射治疗下肢静脉曲张［J］. 影像研究与医学应用，2019，3（4）：215-216.

［52］尹少云. 彩色多普勒引导注射泡沫硬化剂在治疗下肢静脉曲张中的重要性［J］. 养生保健指南，2019（3）：275.

［53］徐惠飞，戴树龙，马海青，等. 超声精准定位下交通静脉注射泡沫硬化剂治疗静脉性溃疡的临床疗效［J］. 全科医学临床与教育，2020，18（4）：311-313.

［54］刘健雄，易彩文，陈德明，等. 超声引导下泡沫硬化剂闭合交通静脉治疗下肢静脉性溃疡的临床应用研究［J］. 中西医结合心血管病电子杂志，2020，8（14）：97，111.

［55］付宪伟，李刚. 超声引导硬化剂治疗大隐静脉曲张患者临床评价［J］. 中国城乡企业卫生，2020，35（4）：17-19.

［56］ZHU Y，D WU，D SUN，et al. Ultrasound- and fluoroscopy-guided foam sclerotherapy for lower extremity venous ulcers［J］. Journal of Vascular Surgery：Venous and Lymphatic Disorders，2020.

［57］ARAFA A，SALEM A，YEHIA A，et al. Duplex-guided foam sclerotherapy versus multiple-layer compression therapy in the treatment of chronic venous ulcers［J］. The Egyptian Journal of Surgery，2020，39（1）：49.

［58］倪鹏. 研究超声引导下聚桂醇泡沫硬化剂对大隐静脉曲张患者的临床疗效［J］. 世界最新医学信息文摘（连续型电子期刊），2019，19（15）：93-94.

［59］张建伟，冯世林，何锋，等. 投影式血管成像仪非接触式定位下聚桂醇泡沫硬化剂治疗下肢静脉曲张的研究［J］. 系统医学，2017，2（9）：57-59.

［60］唐育斌，张俊驰，杨连付，等. DSA 引导下聚桂醇泡沫硬化剂治疗下肢静脉曲张的疗效观察［J］. 影像研究与医学应用，2019，3（5）：227-228.

［61］沈昌山. 下肢静脉曲张聚桂醇泡沫硬化剂 DSA 下硬化治疗疗效分析［J］. 影像研究与医学应用，2020，4（5）：133-135.

［62］GUANG Y，LUO Y，ZHANGY Y，et al. Efficacy and safety of percutaneous ultrasound guided radiofrequency ablation for treating cervical metastatic lymph nodes from papillary thyroid carcinoma［J］. J Cancer

Res Clin Oncol，2017，143（8）：1555−1562.

［63］张献锐. 聚桂醇硬化剂辅助治疗下肢静脉曲张的疗效分析［J］. 中国医药科学，2020，10（3）：275−277.

［64］VUYLSTEKE M E，THOMIS S，GUILLAUME G，et al. Epidemiological study on chronic venous disease in Belgium and Luxembourg：prevalence，risk factors，and symptomatology［J］. European Journal of Vascular & Endovascular Surgery，2015，49（4）：432−439.

［65］GUPTA S K，SHUKLA V K. Leg ulcers in the tropics［J］. International Journal of Lower Extremity Wounds，2002，1（1）：58−61.

［66］卢惟钦，任培土，蒋劲松，等. 腔内激光在复发性下肢大隐静脉曲张治疗中的应用［J］. 中国现代医生，2012，50（14）：48−49，52.

［67］PIERIK E G J M，RVT I M T，URK H V，et al. Validation of duplex ultrasonography in detecting competent and incompetent perforating veins in patients with venous ulceration of the lower leg［J］. Journal of Vascular Surgery，1997，26（1）：49−52.

［68］KIGUCHI M M，HAGER E S，WINGER D G，et al. Factors that influence perforator thrombosis and predict healing with perforator sclerotherapy for venous ulceration without axial reflux［J］. Journal of Vascular Surgery，2014，59（5）：1368−1376.

［69］单绍银，袁鹏，岳天华，等. 超声引导聚桂醇泡沫硬化剂治疗对大隐静脉曲张患者外周血 CEC、ET-1 及 NO值的影响［J］. 心血管康复医学杂志，2019，28（4）：486−490.

聚桂醇泡沫硬化剂联合高位结扎术

杨　林

（西安交通大学第一附属医院血管外科）

一、概　　述

　　下肢静脉曲张是常见的血管外科疾病，成人发病率可高达20%。随着病情进展，患者可出现下肢肿胀、色素沉着、湿疹、溃疡、静脉血栓等严重并发症。下肢溃疡的总人群发病率约0.5%，在静脉曲张人群中可达13.2%。截至目前，下肢静脉曲张的手术治疗标准仍然是传统的大隐静脉高位结扎＋曲张静脉剥脱术。尽管微创治疗技术在国内外已取得较大发展，但由于我国经济发展地区差异和不同医院医疗技术的差异，我国下肢静脉外科领域占主导地位的仍然是下肢静脉曲张的传统剥脱术。但是，传统高位结扎＋剥脱手术存在切口多、创伤大、并发症高、局部残留和复发率较高等缺点。数十年来，国内外专家对下肢静脉曲张传统外科手术进行了不同的改良，取得了不错的手术效果，同时也避免了传统手术的部分局限性。随着循证医学证据的增加，近年来，众多国内外文献也进一步证实了高位结扎＋曲张静脉剥脱的手术效果仍然是金标准。

　　硬化剂治疗下肢静脉曲张已有数十年的发展历史。不同的硬化剂组分通过化学消融破坏曲张静脉内皮细胞、产生无菌性炎症，最终达到闭塞病变血管的目的。治疗用硬化剂最初使用的是液体硬化剂，虽然能够达到闭塞曲张血管的目的，但由于液体硬化剂的理化特性，治疗后血管复通率较高，局部血栓性炎症较多，术后长期复发率较高。因此，在很长一段时间内硬化剂治疗仅作为一种补充术式存在，应用范围也不广泛。近些年来，随着硬化剂产品的理化特性研发，新型的硬化剂为泡沫状气液混合态，闭塞效果好，局部反应小，应用较之前明显扩大。尤其是硬化剂与高位结扎＋剥脱手术、腔内热消融手术的联合应用，取得了明显效果，具有手术时间短、恢复快、并发症少、长期效果明确的优点。在我国广大县市级基层医院，由于热消融耗材价格昂贵，利用新一代硬化剂联合剥脱手术（点式剥脱）等改良外科术式一站式治疗下肢静脉曲张，取得了良好的手术效果，也是目前应用最广泛的治疗下肢静脉曲张的术式。

二、高位结扎＋剥脱联合聚桂醇硬化剂治疗

1. 传统高位结扎＋曲张静脉剥脱术及改进

大隐静脉高位结扎＋大隐静脉剥脱＋膝下属支静脉分段切除术是治疗下肢静脉曲张的基础术式。在相当长一段时间，这一术式在国内外广泛应用。该术式是在腹股沟做切口，分离、结扎大隐静脉根部，并结扎5个分支静脉，因此所需切口较大，引起的并发症也较多。大隐静脉剥脱使用的是金属剥离子或一次性使用剥离子（图2.50），从大隐静脉根部断端或起始部将剥离子插入大隐静脉，从另外一段做切口穿出，再用丝线从头端结扎，使用外力将剥离子连同大隐静脉剥离出体外，因此出血并发症较多，往往需要进行下肢驱血。目前更多采用分段剥离，大大降低了出血并发症的发生率。大隐静脉高位结扎＋曲张静脉剥脱最早被认为是治疗下肢静脉曲张的金标准。随着临床研究的深入，众多国内外专家发现将大隐静脉进行分段剥脱，即只剥离膝上段主干，大隐静脉的属支不结扎或不全结扎，膝下段采取分段剥离或点式剥脱，不但可以大大降低了手术时间、患者不适度，且对手术效果无明显影响，而且随着随访时间的延长，这种改良术式还可以减少传统剥脱手术后腹股沟区域新血管形成和静脉曲张复发的发生率（随访5～12年）。因此这一改良术式在国内外逐渐成为主流术式。此外，超声描记等技术证实，在大隐静脉高位结扎＋曲张静脉剥离术后，患者下肢静脉观察到静脉充盈指数和残余体积功能明显降低和正常化，静脉血容量减少，隐静脉闭合后的变化

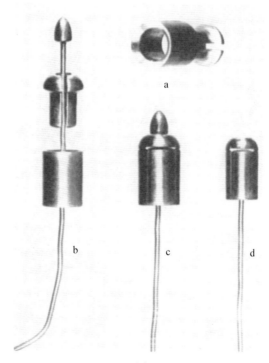

图2.50　剥离子示意图
剥离子套件：a. 剥离子头端套件；b. 套件组装；c. 装入套筒；d. 头端回拉入套筒完成剥离。

也为微创技术的发展提供了支持。

2. 改良剥脱联合硬化治疗下肢静脉曲张

硬化剂治疗下肢静脉曲张是一种有效的传统治疗方式，是将含有波多克多醇和十四烷基硫酸钠的硬化剂注入下肢曲张静脉内，硬化剂引起静脉内皮损伤，从而导致血管纤维化闭塞，达到治疗目的。由于硬化剂技术操作简单，适用范围广，因此在国内外得到了广泛应用。早期硬化剂主要是液体成分，存在复发率高、容易误栓深静脉引起深静脉血栓的并发症，其治疗效果也引起较大争议。近年来随着硬化剂的工艺改进，剂型变为气体泡沫型，操作可控，效果确实，尤其是结合其他手术方式联合治疗，大大减少手术时间、并发症，很快便被国内外指南推荐应用。进一步的系统综述也证实泡沫硬化剂的治疗有效率明显优于液体硬化剂，术后疼痛发生率明显降低，进一步证实了泡沫硬化剂的手术效果和有效性。

以聚桂醇为代表的新一代泡沫硬化剂是通过药物原液与空气采用1∶3或1∶4混合成均质

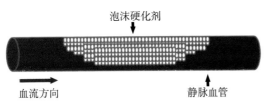

图2.51 硬化剂治疗静脉曲张示意图

的泡沫状，然后作用于静脉内皮。此型硬化剂由极性亲水性的十二烷基头和极性疏水性的聚乙烯氧化物链组成，通过改变接触界面的能量分布，降低液体表面张力，数秒内析出细胞膜上的表面蛋白质，导致细胞膜破裂和细胞裂解，产生无菌性炎症、纤维组织增生从而硬化血管内皮达到治疗目的，此外，硬化剂注射以顺血流方向为好（图2.51）。

由于硬化剂化学消融的特性和不足之处，硬化剂并不单独推荐于较为严重的曲张静脉患者，往往需要和其他手术方式联合应用。对于轻度曲张（尤其是曲张直径＜6mm）的曲张血管，则可根据医院具体设备，单独推荐应用，但硬化剂治疗的全程需要在超声引导下进行，方才能得到好的治疗效果。其他手术方式联合硬化剂治疗下肢静脉曲张兼顾到了不同手术的优点，尤其是改良剥脱＋硬化剂治疗下肢静脉曲张，是目前我国广大基层医院用于治疗下肢静脉曲张的主要术式。

有研究对曲张静脉剥脱联合硬化剂治疗下肢静脉曲张进行了病例回顾，证实曲张静脉剥脱联合硬化剂治疗静脉曲张患者手术效果安全、有效，患者舒适度高，且可完成当日出入院；进一步的研究也证实相比较于单独使用硬化剂治疗静脉曲张，将曲张静脉剥脱和硬化剂治疗结合起来使用，可以显著降低操作时间，降低患者术后并发症发生率。此外，由于单纯使用硬化剂的并发症和局限性，对于直径＞8mm的曲张静脉，单独应用硬化剂治疗效果一般，且术后治疗段曲张静脉复发再通率也明显升高，这可能与硬化剂在血液组织中与血管内皮的不充分接触有关。同样，联合硬化剂治疗静脉曲张的整体手术效果也明显优于单纯的高位结扎＋曲张静脉剥脱术，超声引导下的硬化疗法联合曲张结扎术治疗时间更短，患者术后恢复更快，医疗花费更低；经过长达5年的随访，联合硬化治疗组患者整体效果也优于单纯结扎＋剥脱手术组，因此，在临床实践中建议曲张静脉剥脱联合硬化剂治疗可以作为首选。对部分主干扩张不显著而以属支曲张为主的静脉曲张，单纯的高位结扎（或透皮缝扎，需要在超声引导下精准实施，否则容易损伤毗邻血管）联合硬化剂的全程应用也被报道，结果证实此类手术方式效果安全可靠，且完全能够实践日间手术理念，不增加患者卧床和住院时间，对于患者的快速康复和重返工作具有明显优势。

3. 聚桂醇硬化治疗在溃疡周围曲张静脉和交通静脉中的应用

下肢静脉曲张在膝下主要表现为属支静脉曲张或交通静脉功能不全引起的曲张，尤其是交通静脉功能不全引起的静脉曲张。单纯应用聚桂醇硬化剂治疗目前尚缺乏询证医学证据。主要原因在于：交通静脉基本为较短的横行静脉，直接连接深静脉及浅静脉，单纯应用聚桂醇硬化剂注射可能造成硬化剂由交通静脉进入深静脉，引起下肢深静脉血栓的严重并发症。因此，对于交通静脉的治疗，膝下曲张静脉的剥离、结扎联合聚桂醇硬化剂才能取得更好的治疗效果。近年来，有专家尝试在超声引导下对交通静脉进行聚桂醇硬化治疗，发现在静脉曲张治疗过程中，其整体闭合率为69%；而另一项研究则证实在下肢静脉曲张患者（含复发性静脉曲张）当中，在超声引导下进行交通静脉硬化治疗，术后第12个月时的溃疡愈合率72%。现有研究提示对于合并溃疡的交通静脉曲张患者，超声引导下的交通静脉硬化治疗有促进溃疡愈合的作用，但对于无溃疡患者的治疗目前仍缺乏询证医学证据。而对于合并下肢溃疡的患者，在超声引导下或透视荧光下，直接对溃疡周围静脉曲张进行聚桂醇硬化剂注射治疗，发现95%的溃疡愈合的中位时间在8周左右（范围：3～17周），1年内无溃疡发生率约90%。因此，在静脉可视化技术的指导下，聚桂醇泡沫硬化剂注射应成为治疗下肢静脉溃疡的主要方法之一，因该技术可以促进溃疡愈合、降低复发，且无严重并发症。相比之下，传统手术在处理溃疡周围曲张静脉则有可能引起较多并发症（溃疡复发率高，新发溃疡形成，感染等）。因而，目前推荐的治疗术式是以激光为代表的腔内微创术式和以聚桂醇硬化治疗为代表的化学消融术式。

三、聚桂醇硬化剂治疗注意事项

不可否认，聚桂醇泡沫硬化剂治疗静脉曲张改变了现有的静脉曲张治疗模式，促进了静脉曲张外科向更微创、更便捷的日间模式发展。但是，在手术治疗过程当中仍需更加注意手术细节，才能保证手术的效果。做好术前评估、术中操作和术后检测，才能最大限度地发挥聚桂醇硬化治疗的优势。首先，在术前准备过程当中，除了常规术前准备之外，建议患者在站立位下对患者的曲张静脉走行、范围及交通静脉位置进行标记；对怀疑有交通静脉功能不全的患者，建议同时做下肢静脉超声和顺行静脉造影明确交通静脉的位置和分布，并标记出术中可能需要做点式结扎的部位。其次，术中操作过层中轻柔、细致，建议联合其他术式同期治疗效果更好，也应该注意一下细节：①聚桂醇硬化剂配制过程当中，一般建议聚桂醇原液∶空气比值为1∶4；但对于直径较粗的曲张静脉或部分隐静脉，则建议采用1∶3，适当增加药物浓度，闭塞效果更好；②建议在超声引导下进行曲张静脉的硬剂治疗，尤其是直径较为粗大或可能涉及交通静脉的聚桂醇硬化剂治疗，若无术中超声检测，建议适当应用止血带或缩小硬化剂使用范围和剂量；③术中心电监测，检测患者可能存在的过敏和异位栓塞可能；④硬化治疗当中，避免单个穿刺点硬化剂应用过多，建议多点穿刺治疗；⑤对于曲张静脉的聚桂醇硬化剂治疗，建议做好曲张静脉血液排空，建议应用双针法进行，即沿着曲张静脉远心端注射硬化剂，近心端应用注射器回抽，排空曲张静脉团内血液，有助于聚桂醇泡沫硬化剂和血管内皮的充分接触，闭塞效果更好（图2.52）；⑥注射硬化剂过程当中适当用手沿静脉走行区域辅助静脉排空和硬化剂弥散，注射硬化剂结束，拔出穿刺针后，穿刺点压迫1分钟，避免硬化剂从穿刺点溢出而影响效果；⑦术后即可穿弹力袜压迫治疗，一般1周内持续穿，1周后白天穿，晚上脱；⑧术后即可下地活动，当日即可出院（若采用其他麻醉方式，根据情况尽早下地活动）；⑨卧床时，做足部屈曲运动，促进血液回流；⑩术后穿弹力袜1～3月，定期门诊复查。

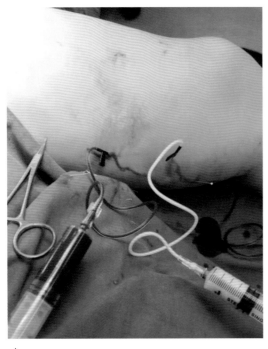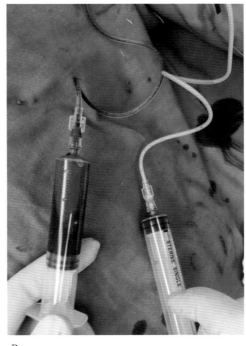

A   B

图2.52　双针法硬化剂治疗

A. 远心端穿刺注入硬化剂（白色针管），近心端负压回抽排空血液（红色针管，图A）；B. 见有泡沫样硬化剂排出即可完成注射。

四、手术并发症

整体而言，聚桂醇硬化剂治疗下肢静脉曲张是被证实安全可靠、效果明确的一种术式。现有的文献报道聚桂醇硬化剂治疗下肢静脉曲张的手术并发症发生率很低，较为严重的并发症是神经系统并发症，包括脑血管意外（CVA）和短暂性脑缺血发作（TIA）以及言语和视觉障碍。有研究综述了10 819例患者，发现有12例患者发生脑血管意外发生（经过影像学评估确诊），9例患者发生短暂性脑缺血发作，包含有脑血管意外、TIA和其他神经系统症状（语言障碍、视觉障碍、黑矇等）的患者有97例，总发生率约0.9%，还有29例患者出现了术后偏头痛，总发生率约0.27%。所有症状均在术后出现，症状发生的时间从几分钟到几十分钟不等。进一步在发生神经系统并发症的11位患者当中发现患者具有从右到左的心脏分流，最常见的是卵圆孔未闭。因此推测，神经系统并发症的发生与心脏异常分流有关，而语言、视觉障碍则可能是不同的发生机制。

下肢深静脉血栓是严重的并发症。系统分析证实，聚桂醇硬化剂治疗术后深静脉血栓发生率均小于1%，该研究分析了3788例接受硬化治疗的患者，发生深静脉血栓和肺栓塞的分别是9例和3例，总血栓事件发生率约0.32%。但是这一数据是根据文献推算得出。根据指南，硬化治疗需要全程在超声检测下进行，而临床实践应用过程当中，国内有相当大一部分的硬化剂治疗没有全程超声检测，因此硬化剂治疗术后深静脉血栓的发生率可能比实际要高。在治疗应用当中，根据血栓发生风险进行评分，再适当给予下肢深静脉血栓的预防措施极为关键。相关综述文献和指南也对硬化剂治疗下肢静脉曲张的总体并发症进行了汇总（表2.2），摘录并翻译如下，供各位读者参考。

表2.2　聚桂醇硬化剂治疗术后不良事件发生率

定　义	发生率
*****很常见	≥ 10%
****常见	≥ 1% ～< 10%
***不常见	≥ 0.1% ～< 1%
**罕见	≥ 0.01% ～< 0.1%
*极其罕见或孤立个案	< 0.01%

	发生频率	
不良事件分类	液体硬化剂	泡沫硬化剂
严重并发症		
过敏反应	*孤立个案	*孤立个案
大块组织坏死	*孤立个案	*孤立个案
卒中和TIA	*孤立个案	*孤立个案
远端深静脉血栓	**罕见	***不常见
近端深静脉血栓	*极其罕见	*极其罕见
肺栓塞	*孤立个案	*孤立个案
运动神经损伤	*孤立个案	*孤立个案
良性并发症		
视觉障碍	*极其罕见	***不常见
头痛和偏头疼	*极其罕见	***不常见
感觉神经损伤	*未见报道	**罕见
胸闷	*极其罕见	*极其罕见
干咳	*极其罕见	*极其罕见
浅静脉炎	尚不清楚	尚不清楚
皮肤反应（局部过敏）	*极其罕见	*极其罕见
哑光	****常见	****常见
残留色素沉着	****常见	****常见
皮肤坏死	**罕见	*极其罕见
特有栓塞	*极其罕见	*极其罕见

　　总之，下肢静脉曲张是最常见的血管疾病，各种治疗技术层出不穷，但截至目前治疗的标准程序仍以高位结扎＋曲张静脉剥脱为主，再结合新型聚桂醇泡沫硬化剂的使用，既保证了剥脱手术的长期效果，也保留了微创手术恢复快、并发症少、花费低的优点。因此，高位结扎＋曲张静脉剥脱联合硬化剂治疗仍是我国应用最广的术式，但在具体应用中，需要每个医生精准的术前评估和测量、精细的术中操作和检测以及规范的术后随访，才能使得静脉曲张的现代治疗模式能够服务于每一位患者，保证其长期疗效。

参 考 文 献

［1］MEISSNER MH，GLOVICZKI P，BERGAN J，et al．Primary chronic venous disorders［J］．J Vasc Surg，2007，46（Suppl．S）：54S-67S．

［2］FISCHER R，LINDE N，DUFF C，et al．Late recurrent saphenofemoral junction reflux after ligation and stripping of the greater saphenous vein．J Vasc Surg 2001；34（2）：236-240．

［3］J．BRITTENDEN，S．C．COTTON，A．ELDERS，et al．Clinical effectiveness and cost-effectiveness of foam sclerotherapy，endovenous laser ablation and surgery for varicose veins：results from the Comparison of LAser，Surgery and foam Sclerotherapy（CLASS）randomised controlled trial［J］．Health Technol Assess，2015，19（27）：1-342．

［4］RUDGERS PH，KIRSLAAR PJ．Randomised trial of stripping versus high ligation combined with sclerotherapy in the treatment of the incompetent greater saphenous vein［J］．Am J Surg，1994，168：311-315．

［5］HARTMANN K，KLODE J，PFISTER R，et al．Recurrent varicose veins：sonography-based re-examination of 210 patients 14 years after ligation and saphenous vein stripping［J］．Vasa，2006，35：21-26．

［6］GLOVICZKI P，COMEROTA AJ，DALSING MC，et al．The care of patients with varicose veins and associated chronic venous diseases：clinical practice guidelines of the Society for Vascular Surgery and the American Venous Forum［J］．J Vasc Surg，2011，53（5 Suppl）：2S-48S．

［7］SUBRAMONIA S，LEES T．Radiofrequency ablation vs conventional surgery for varicose veins：a comparison of treatment costs in a randomised trial［J］．Eur J Vasc Endovasc Surg，2010，39：104-111．

［8］B．SIRIBUMRUNGWONG，P．NOORIT，C．WILASRUSMEE，et al．A systematic review and meta-analysis of randomised controlled trials comparing endovenous ablation and surgical intervention in patients with varicose vein［J］．Eur．J．Vasc．Endovasc．Surg，2012，44（2）：214e223．

［9］HOBBS JT．Surgery and sclerotherapy in the treatment of varicose veins［J］．A random trial．Arch Surg，1974，26：793-796．

［10］A．T．KURDAL，F．YILDIRIM，A．OZBAKKALOGLU，et al．Ultrasound-guided catheter-directed foam sclerotherapy for great saphenous vein［J］．Minerva Chir，2015，70（1）：33e36．

［11］YIANNAKOPOULOU EC．Sclerotherapy of telangiectasis，reticular and varicose veins：systematic review of safety data．In：Pagratis NG，editor．Presented at：The 3rd Panhellenic Congress of Phlebology and the 2nd Annual meeting of the Balkan Venous Forum；2011．Athens；2011．p．68．

［12］KEELEY JL，SCHAIRER AE，PESEKIG IG．The technique of ligation and stripping in the treatment of varicose veins［J］．Surg Clin North Am，1961，41：235-245．

［13］RICHARDS MT．Ligation and stripping of varicose veins—as an office procedure［J］．Can Med Assoc J．，1973，109：215-216．

［14］MARIANI F，MANCINI S，BUCALOSSI M，et al．Selective high ligation of the sapheno-femoral junction decreases the neovascularization and the recurrent varicose veins in the operated groin [J]. Int Angiol, 2015, 34（3）：250-256.

[15] MIYAZAKI K, NISHIBE T, KUDO F, et al. Hemodynamic changes in stripping operation or saphenofemoral ligation of the greater saphenous vein for primary varicose veins [J]. Ann Vasc Surg, 2004, 18（4）：465-469.

[16] RABE E, OTTO J, SCHLIEPHAKE D, et al. Efficacy and safety of great saphenous vein sclerotherapy using standardised polidocanol foam（ESAF）：a randomised controlled multicentre clinical trial [J]. Eur J Vasc Endovasc Surg, 2008, 35：238-245.

[17] BI M, LI D, CHEN Z, et al. Foam sclerotherapy compared with liquid sclerotherapy for the treatment of lower extremity varicose veins：A protocol for systematic review and meta analysis [J]. Medicine（Baltimore）, 2020, 99（22）：e20332.

[18] Foam Sclerotherapy for Treatment of Varicose Veins：A Review of the Clinical Effectiveness, Safety, Cost-Effectiveness, and Guidelines[Internet]. Ottawa（ON）：Canadian Agency for Drugs and Technologies in Health；2015 Feb 12.

[19] LI X, YANG B, LI X, et al. Prospective Comparison of Effect of Ligation and Foam Sclerotherapy with Foam Sclerotherapy Alone for Varicose Veins [J]. Ann Vasc Surg, 2018, 49：75-79.

[20] SUN Y, LI X, CHEN Z, et al. Feasibility and safety of foam sclerotherapy followed by a multiple subcutaneously interrupt ligation under local anaesthesia for outpatients with varicose veins [J]. Int J Surg, 2017, 42：49-53.

[21] P. PITTALUGA, S. CHASTANET, T. LOCRET, et al. The effect of isolated phlebectomy on reflux and diameter of the great saphenous vein：a prospective study [J]. Eur. J. Vasc. Endovasc. Surg, 2010, 40：122-128.

[22] A. T. KURDAL, F. YILDIRIM, A. OZBAKKALOGLU, et al. Ultrasound-guided catheter-directed foam sclerotherapy for great saphenous vein [J]. Minerva Chir, 2015, 70：33-36.

[23] KALODIKI E, LATTIMER CR, AZZAM M, et al. Long-term results of a randomized controlled trial on ultrasound-guided foam sclerotherapy combined with saphenofemoral ligation vs standard surgery for varicose veins [J]. J Vasc Surg, 2012, 55（2）：451-457.

[24] BOUNTOUROGLOU DG, AZZAM M, KAKKOS SK, et al. Ultrasound-guided foam sclerotherapy combined with sapheno-femoral ligation compared to surgical treatment of varicose veins：early results of a randomised controlled trial [J]. Eur J Vasc Endovasc Surg, 2006, 31（1）：93-100.

[25] ISLAMOGLU F. An alternative treatment for varicose veins：ligation plus foam sclerotherapy [J]. Dermatol Surg, 2011, 37（4）：470-479.

[26] KIGUCHI MM, HAGER ES, WINGER DG, et al. Factors that influence perforator thrombosis and predict healing with perforator sclerotherapy for venous ulceration without axial reflux [J]. J Vasc Surg, 2014, 59（5）：1368-1376.

[27] GROVER G, TANASE A, ELSTONE A, et al. Chronic venous leg ulcers：Effects of foam sclerotherapy on healing and recurrence [J]. Phlebology, 2016, 31（1）：34-41.

[28] KAMHAWY AH, ELBARBARY AH, ELHENIDY MA, et al. Periulcer Foam Sclerotherapy Injection in Chronic Venous Leg Ulcers Using Near-Infrared Laser for Vein Visualization [J]. Int J Low Extrem Wounds, 2020, 19（1）：63-69.

[29] MOSTI G. Compression and venous surgery for venous leg ulcers [J]. Clin Plast Surg, 2012, 39（3）：269-280.

［30］SARVANANTHAN T，SHEPHERD AC，WILLENBERG T，et al. Neurological complications of scle-rotherapy for varicose veins［J］. J Vasc Surg，2012，55（1）：243-251.

［31］DERMODY M，SCHUL MW，O'DONNELL TF. Thromboembolic complications of endovenous thermal ablation and foam sclerotherapy in the treatment of great saphenous vein insufficiency［J］. Phlebology，2015，30（5）：357-364.

［32］GILLET J；for the Guideline Group. Complications and side effects：European Guidelines for Sclerotherapy in Chronic Venous Disorders［J］. Phlebology，2014，29（1 suppl）：34-38.

［33］RABE E，BREU FX，CAVEZZI A，et al. Guideline Group. European guidelines for sclerotherapy in chronic venous disorders［J］. Phlebology，2014，29（6）：338-354.

［34］GILLET JL. Foam sclerotherapy of saphenous veins - Results and side effects［J］. Rev Vasc Med，2013，1：24-29.

超声引导下下肢静脉曲张聚桂醇硬化治疗术

马玉奎[1]　文晓蓉[2]　熊　飞[1]　吴洲鹏[1]

（四川大学华西医院1.血管外科，2.超声医学科）

一、概　　述

对于解剖复杂难以确定最大反流点的曲张静脉、位置深的穿支静脉、难以触及的肥胖患者的曲张静脉和复发的曲张静脉，超声是使这些部位可视化的有用工具。超声引导下的硬化剂注射（ultrasound-guided foam sclerotherapy，UGFS）。始于1989年，所用技术与直视下注射相同，只是穿刺针更长和粗一些，以便在超声扫描下显影，最初使用1.5英寸长、22G的穿刺针。之后随着UGFS技术的成熟，只要能在超声扫描下显影、满足穿刺并向目标血管注入硬化剂的穿刺针或导管均可使用。本章讨论UGFS，其中包括聚桂醇在内的硬化剂使用、治疗中的超声引导包括术中的静脉穿刺、硬化剂的注入以及需要超声引导监视的操作。

2009年，Van den Bos使用超声随访观察疗效，对比研究了几种微创方法与外科手术的关系，包括腔内激光消融术（endovenous laser ablation，EVLA）、射频消融术（radiofrequency ablation，RFA）和UGFS，共观察了12 320条下肢，随访时间平均达到32.2个月，操作成功率依次为：EVLA（94%）、RFA（84%）、手术（78%）、UGFS（77%）。很明显，EVLA明显优于其他方法，而UGFS与手术的疗效近似。所以他们认为：对于治疗大隐静脉曲张的治疗，微创技术至少可以达到像外科手术一样的效果，甚至在既往被认为是手术相对禁忌的溃疡患者，硬化治疗也取得了不错的效果。聚桂醇硬化治疗主要是通过将液体或泡沫状硬化剂注射进入静脉腔直接作用于血管内膜，随后产生血管壁的破坏，局部形成血栓，最终血栓机化，整个血管成为一个纤维条索，这个过程被称为硬化。所以硬化治疗的目的不只是形成血栓，而是使血管最终形成纤维条索，从而达到诱导静脉化学消融和纤维化的作用，最后实现与手术剥脱静脉类似的效果。

目前硬化治疗发展有如下趋势：可以根据需要硬化的静脉的尺寸，选择不同配置浓度的聚桂醇硬化剂；泡沫技术的发展使硬化剂的效力明显增强；超声检查可以引导硬化剂治疗和观察静脉曲张的复发。一般来说，主干静脉需要更高浓度的硬化剂。近年来，聚桂醇泡沫状制剂被广泛使用，其制作方法为将液态硬化剂与空气或二氧化碳混合（Tessari法），泡沫状制剂可增大硬化剂的体积和效能。

二、手术适应证、禁忌证及术前准备

1. 手术适应证

（1）适用于下肢隐静脉主干及属支浅静脉曲张（管径≤8mm）、穿通静脉功能不全、下肢溃疡周围静脉曲张。

（2）其他外科治疗或微创治疗后残余的曲张静脉（管径≤8mm）。

（3）复发、新生静脉曲张（管径≤8mm）。

2. 手术禁忌证

（1）绝对禁忌证：已知对硬化剂过敏；患肢急性下肢深静脉血栓形成和/或肺动脉栓塞；长期制动和卧床；已知右向左分流的先天性心血管发育畸形；拟治疗部位感染或严重全身感染。

（2）相对禁忌证（建议术者对患者进行获益－风险评估后进行操作）：妊娠；哺乳；患肢合并严重外周动脉闭塞性疾病；严重过敏体质；静脉血栓栓塞高风险；全身情况较差无法耐受手术；浅静脉血栓形成急性期；既往行泡沫硬化剂治疗后出现包括偏头痛在内的神经功能不全者。

3. 术前准备

术前临床评估包括病史采集、体格检查及影像学检查。其中病史采集时应注意询问患者是否有静脉曲张手术史或硬化治疗史，建议对所有患者进行临床、病因、解剖、病理生理分级（clinical，etiological，anatomical，pathophysiology，CEAP），对于评估消除静脉曲张后所期望的静脉功能改善有相应帮助。建议首选超声检查对深、浅静脉及穿通静脉的通畅性、直径、反流程度及部位进行评价，排除主干静脉阻塞疾病（如髂静脉受压和血栓形成后综合征）。必要时进行计算机断层扫描（computed tomography，CT）静脉造影或DSA血管造影，以协助确定合理的治疗方案。对怀疑因卵圆孔未闭等先天性心血管发育畸形导致的右向左分流患者，应进行心脏超声检查。

三、超声在下肢静脉曲张诊断及治疗中的作用

在现代下肢静脉曲张的诊治中，超声是不可或缺的"武器"。为提高治疗的有效性和安全性，手术医生需要与超声科医生密切协作，如能掌握及熟练进行超声检查，则更方便临床处理。结合我们的经验，以下将介绍超声在下肢静脉曲张诊断及治疗中的作用。

（一）下肢静脉超声检查方法

1. 仪器的选择

下肢静脉检查选择具有高分辨率的灰阶图像、血流信号敏感的彩色超声仪，通常选择高频探头，有3～9MHz或4～7MHz等频率的探头者更好。

2. 检查体位及诱导方法

检查下肢是否有血栓时，患者通常采用卧位，髋关节外展、外旋，膝关节稍弯曲。检查肢体是否有反流时，可采用头高足低位、坐位或者站立位。做下肢静脉超声检查时，判断股

静脉有无反流可采用Valsalva动作，而判断腘静脉及小腿静脉反流时可采用挤压肢体远端的方法诱导反流。

3. 反流的判断

正常的下肢浅静脉及深静脉瓣膜反流时间一般小于0.5s，0.5～1.0s为生理性反流，大于1s为瓣膜功能不全导致的反流。正常穿静脉反流通常小于0.35s，而瓣膜功能不全时则大于0.35s。

（二）超声术前评估内容

1. 排除继发性瓣膜功能不全

导致静脉瓣功能不全的病变较多，常见的有血栓后综合征、先天性静脉畸形肢体肥大综合征（Klippel-Trenaunay syndrome，KTS）、动静脉瘘、左侧髂总静脉受压综合征、布-加综合征及心脏病变中心静脉压增高导致的静脉曲张等，尤其以血栓后综合征较为常见。如果没有准确的评估而手术，会导致严重的后果，因此术前需要将腹部静脉及下肢静脉联合进行评估，部分患者甚至需要做心脏超声检查以排除中心静脉压增高导致的下肢静脉曲张。

2. 原发性静脉瓣功能不全的评估

（1）浅静脉的评估

大隐静脉的评估：主要观察大隐静脉通畅性、有无反流、准确解剖定位、观察有无解剖变异。为了个性化的治疗，应避免对无反流的大隐静脉造成不必要的损伤。大隐静脉主干的反流通常采用分段评估：大腿段以穿静脉连接处为界，分为上段及下段，上段包括隐股连接处；小腿段则分为上段及下段，依次评估4个节段有无反流（图2.53）；观察大腿段大隐静脉是否位于隐静脉筋膜腔内；观察大隐静脉的主干曲张还是属支曲张；评估大隐静脉走行有无变异，为临床制定手术方案提供依据。此外，还需注意评估大隐静脉属支有无反流及曲张，在术后复发的患者，尤其需要注意前副大隐静脉及后副大隐静脉有无曲张及反流。

小隐静脉的评估：在静脉曲张治疗过程中，需要对小隐静脉主干的反流做出准确的评估（图2.54）。如果小隐静脉主干无反流，可以不处理主干。小隐静脉与腘静脉连接处变异较

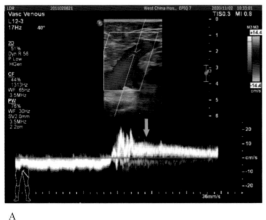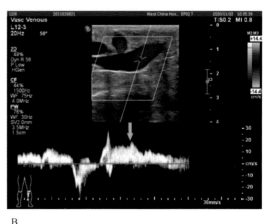

A   B

图2.53　大隐静脉反流频谱（分段评估）

A. 左侧大隐静脉隐股连接处反流（基线上方，箭头所示）；B. 左侧大隐静脉小腿上段反流（基线上方，箭头所示）。

多，部分小隐静脉有延长支（Giacomini 静脉），向上汇入大隐静脉或者股静脉。此外，还需注意部分连接小隐静脉与大隐静脉的交通静脉（隐间静脉）迂曲扩张。部分患者大隐静脉曲张可通过这些交通静脉累及小隐静脉。

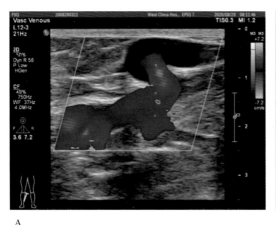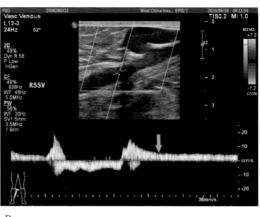

A   B

图2.54   小隐静脉上段反流

A. 彩色多普勒显示小隐静脉反流（向足侧方向，红色）；B. 脉冲多普勒超声显示基线上方的小隐静脉反流信号。

（2）深静脉的评估

需要对下肢的深静脉（包括股总静脉、股浅静脉、腘静脉、胫后静脉、腓静脉以及小腿腓肠肌和比目鱼肌静脉）做一个全面的评估，排除深静脉内血栓或血栓后瘢痕的存在（图2.55），观察深静脉有无反流。

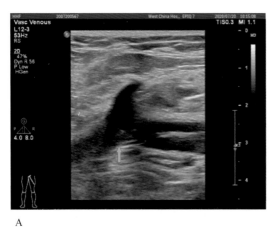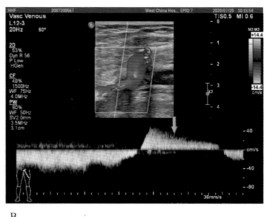

A   B

图2.55   左侧股总静脉内慢性血栓后瘢痕伴反流

A. 灰阶超声显示左侧股总静脉内慢性血栓后瘢痕呈稍弱回声部分充填（箭头所示）；B. 脉冲多普勒超声显示左侧股总静脉内反流信号（基线上方，箭头所示）。

（3）穿静脉的评估

穿静脉是穿过深筋膜连接浅静脉与深静脉之间的静脉。静脉曲张术前需要对穿静脉进行全面的评估（图2.56）。正常穿静脉直径通常小于3mm，瓣膜功能不全的穿静脉通常管径增粗。当我们挤压肢体近端或远端时可见反流信号（正常情况下，血流从浅静脉流向深静脉，如果相反，则为反流）。

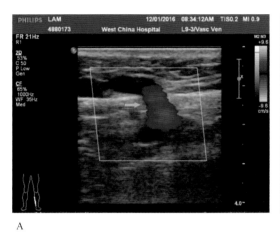 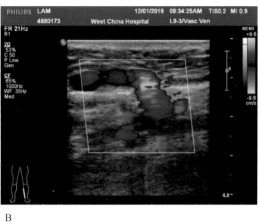

A   B

图2.56　左侧小腿下段穿静脉（Cockett 穿静脉）反流

　A. 正常穿静脉，血流从浅静脉（大隐静脉）到深静脉（胫后静脉）为蓝色（箭头所示）；B. 穿静脉血流反向，血流从深静脉（胫后静脉）到浅静脉（大隐静脉）为红色（箭头所示）。

（4）浅静脉的标记

　对于腿部肥胖的患者，可在超声指示下标记浅静脉主干的走行（图2.57）。对于有反流的小隐静脉尤其需要标记其主干的走行（图2.57）。

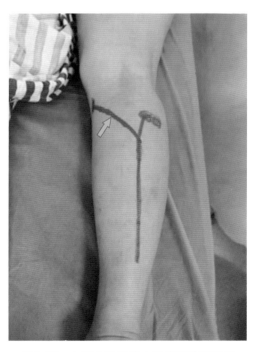

图2.57　右侧小隐静脉主干走行体表标记

显示小隐静脉上段未汇入腘静脉，通过延长支（Giacomini 静脉）汇入大隐静脉（箭头所示）。

（三）超声在术中的作用

在注射聚桂醇硬化剂前，如果静脉位置较深可在超声引导下进行穿刺或者穿刺后将导管输送到需要的位置。注射硬化剂时，超声可显示硬化剂弥散的范围以及需要硬化的部分是否已经有硬化剂的存在（图2.58）。

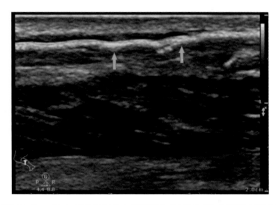

图2.58　术中超声显示大隐静脉内硬化剂（箭头所示）

（四）超声的术后评估

静脉硬化剂注射后，超声可随访治疗效果。早期浅静脉管腔可闭塞或管腔内形成血栓，血栓有两种结局：一种是管腔内血栓机化，血管闭塞；另一种情况是随着时间的推移，血栓完全或者部分性再通。部分病例硬化剂可从浅静脉流入深静脉，导致深静脉的血栓形成（图2.59）。

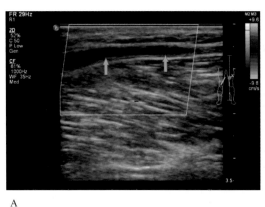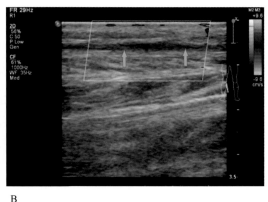

A　　　　　　　　　　　　　　　　　　　B

图2.59　大隐静脉高位结扎加硬化剂注射后1月余随访，彩色多普勒超声显示大隐静脉管腔闭塞

A. 右侧大腿下段大隐静脉管腔内血栓闭塞，管腔内未见血流信号（箭头所示）；B. 右侧小腿上段大隐静脉管腔闭塞，前后壁紧贴，未见血流信号（箭头所示）。

四、手术方法

术前标记患肢曲张浅静脉，包括需要处理的大隐静脉或小隐静脉主干（图2.60）。

手术设备及器材：①彩色超声仪，配有检测肢体浅静脉的高频探头；②可制成聚桂醇泡沫硬化剂的硬化剂，按相关的指南或专家共识推荐方法，于注射前制作泡沫硬化剂备用（泡沫硬化剂的效果优于液体硬化剂）；③相应合适型号的穿刺针、注射器及导管；④根据是否联合行大隐静脉高位结扎术、曲张静脉点式抽剥术、大隐静脉主干射频消融术等准备相应的器械。

患者一般取仰卧位，如以小隐静脉曲张为主，则取俯卧位。手术室温度保持在25℃左右，室温过低会导致浅静脉痉挛而难以寻找。根据手术方式及患者的健康状况，可选用局部麻醉、持续硬膜外麻醉或全身麻醉。由于每次治疗所用硬化剂量有限制，故治疗应遵循先主干（直径粗者）后属支（直径细者）、先近端后远端，可能需分期治疗的原则。以下分别对不同的部位及治疗方法进行阐述。

1. 隐静脉主干曲张的聚桂醇硬化剂治疗

在超声引导下穿刺隐静脉主干，一般选择主干最表浅、直径较粗的节段，如膝关节内侧附近的大隐静脉。小隐静脉的穿刺点可选小腿中段以免损伤腘动脉。在超声探头的横轴下容易找到目标静脉，同时避开动脉；当针抵近血管后可换为探头的纵轴，这时可显示穿刺针全部外形及与血管的位置关系，使穿刺操作更直观容易。操作熟练者，两个轴向均能完成操作（图2.61A，B）。有时因血管痉挛等因素未能穿刺成功，可在同一血管的其他适合部位穿刺直至穿刺针进入血管。穿刺成功后，缓慢推注泡沫硬化剂，同时用彩超监视硬化剂弥散的范围以尽量减少硬化剂进入深静脉。聚桂醇泡沫硬化剂是良好的超声显影剂，在超声扫描中清晰可视（图2.61C，D）。泡沫硬化剂治疗时，硬化剂会不可避免地进入深静脉、回流至心脏，少量进入深静脉的硬化剂不会造成严重不良反应；但进入的量过大，则发生空气栓塞、神经症状及静脉血栓栓塞症等并发症的危险增大。一般每次治疗使用的聚桂醇泡沫硬化剂在10ml以内是安全的。在隐静脉主干治疗时，泡沫硬化剂平均用量3ml。为顺利穿刺，也有医师在大腿根部扎止血带或让患者站立位，使患肢浅静脉更充盈以便穿刺。但建议在推注硬化剂时抬高下肢，且取消止血带。有学者报道了3种不同的方法注入泡沫硬化剂：仰卧位加手指压迫大隐静脉-股静脉连接处、压迫加仰卧位下肢抬高30°、只仰卧位不压迫；心脏出现回声的比例分别是：仰卧加压迫（20/20）、压迫加仰卧抬高下肢（16/19）、只仰卧（9/19），单纯仰卧位的注入泡沫硬化剂，在心脏中发现回声的比例最低。

2. 下肢病变穿支静脉的聚桂醇硬化治疗

穿支静脉曲张伴反流是下肢浅静脉曲张的一个重要组成部分，有时是静脉性溃疡的主要原因。UGFS治疗时，在超声引导下穿刺进入与目标穿支静脉相连的浅静脉，然后在超声监视下低压缓慢推注硬化剂，在硬化剂即将弥散入穿筋膜处时停止推注，以达到穿支静脉向浅表组织的反流又避免硬化剂进入深静脉的目的。

3. 下肢浅静脉属支曲张的硬化剂治疗

在UGFS治疗为主时，隐静脉主干注射硬化剂后，可在超声下见到部分曲张属支已有硬

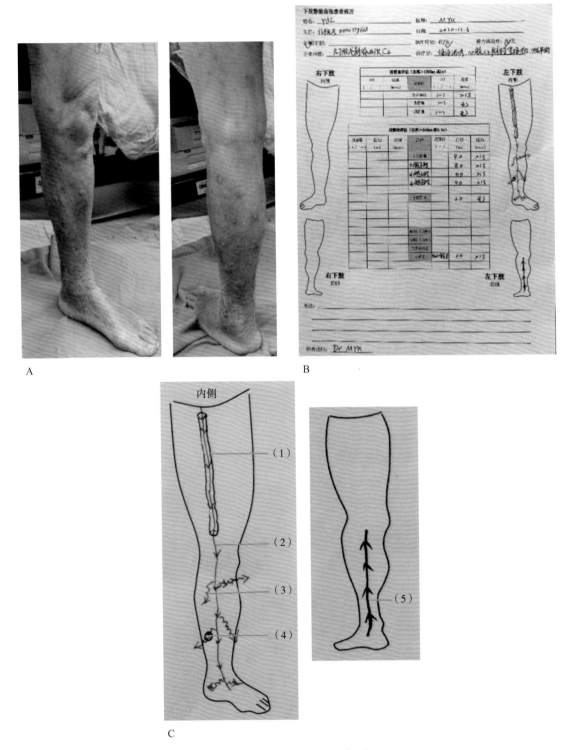

图 2.60 下肢静脉曲张术前图标

A. 患肢照片。B. 该患肢曲张静脉图标。C.（1）圆柱形表示大隐静脉主干位于隐筋膜室内；（2）大隐静脉主干全程反流；（3）曲张反流的属支静脉；（4）反流的穿支静脉；（5）小隐静脉回流方向正常。

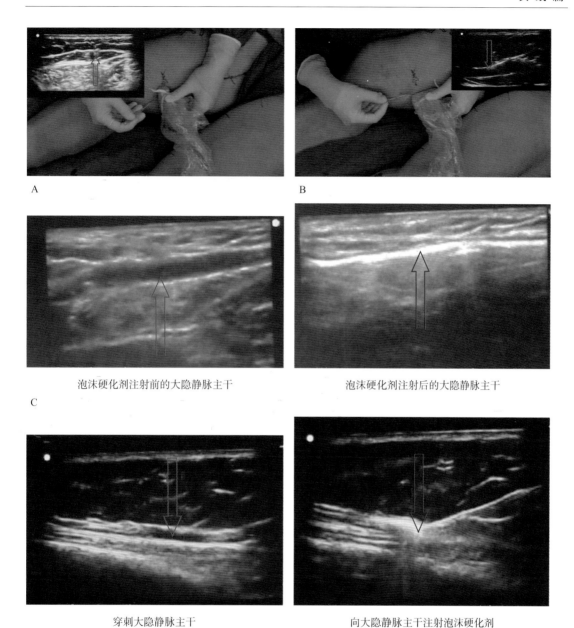

泡沫硬化剂注射前的大隐静脉主干

泡沫硬化剂注射后的大隐静脉主干

穿刺大隐静脉主干

向大隐静脉主干注射泡沫硬化剂

图2.61 超声引导下穿刺大隐静脉主干及硬化剂注射

A. 用探头的横轴引导穿刺，箭头指向进入大隐静脉管腔的穿刺针；B. 用探头的纵轴引导穿刺，箭头指向进入大隐静脉管腔的穿刺针；C. 红色箭头指向注射泡沫硬化剂前的大隐静脉主干管腔，蓝色箭头指向注射泡沫硬化剂后的大隐静脉主干管腔，充满硬化剂，管腔缩小；D. 红色箭头指向进入大隐静脉主干腔内的穿刺针，蓝色箭头指向注射泡沫硬化剂的穿刺针。

化剂弥散进入；对于无硬化剂进入的目标浅静脉，可继续行UGFS。应选择合适的穿刺针，在前述超声引导的方法下（尤其是皮下脂肪厚、目标静脉不易直视下穿刺者）穿刺，进入血管、回血证实后，每处缓慢推注0.5～1.0ml泡沫硬化剂（图2.62）。

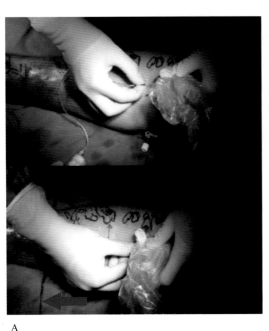 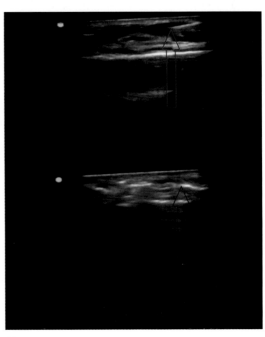

A   B

图2.62　超声引导下下肢浅静脉属支曲张的硬化剂治疗

　A. 超声引导下下肢曲张浅静脉属支的穿刺，下图箭头处有回血，证实穿刺针进入静脉管腔内；B. 上图红色箭头指向进入曲张静脉管腔的穿刺针，下图蓝色箭头指向注射进入曲张静脉管腔的泡沫硬化剂。

4. 改良方法

为减少泡沫进入深静脉及其总用量，已有学者报道改良方法。在目标静脉周围注射麻醉肿胀液，可以压缩静脉管腔、减少硬化剂用量及增加硬化剂与管腔的接触，在理论上可提高治疗的有效性和安全性。麻醉肿胀液的配方各有不同，但基本组成接近，包括生理盐水465ml、2%利多卡因25ml、5%碳酸氢钠10ml及肾上腺素0.5mg。麻醉肿胀液也是在超声引导下注射在目标静脉周围；隐静脉主干如位于隐筋膜室内，则将麻醉肿胀液注射入隐筋膜室内，其积聚的时间持久、效果明显。也有人报道硬化剂灌洗法，可增加聚桂醇泡沫硬化剂的用量而不增加硬化剂进入深静脉系统。其方法为：在目标静脉穿刺置入2个留置针，相距小于10cm，经1个留置针推注硬化剂、待短暂反应时间后，经另1个或2个留置针抽出硬化剂。此方法对于直径较大的曲张静脉效果尤其明显，同时减少了留在体内的硬化剂量。这些改良方法的远期效果有待大样本、长期随访研究证实。

5. 硬化剂联合其他手术方式治疗下肢浅静脉

目前的临床研究表明，针对下肢浅静脉曲张的各种疗法各有其优势及局限性，在实际治疗中往往是根据患肢的特点联合使用，相互补充。

（1）隐静脉汇入处的处理：在文献报道中，UGFS与开放手术（隐静脉高位结扎加曲张静脉抽剥术）、射频消融术及激光消融术等比较，其远期血管闭合率低。有学者报道，在大隐静脉或小隐静脉与股静脉或腘静脉汇入处行超声引导下的透皮缝扎，或小切口下的高位结扎，然后行UGFS，可以提高远期血管闭合率，且创伤较小。其中超声引导下透皮缝扎适用于隐静脉汇入处距皮肤较近但与皮肤无粘连或瘤样扩张的患者，超声引导下可准确定位并避免周围重要组织损伤，兼具微创和美观的效果（图2.63）。

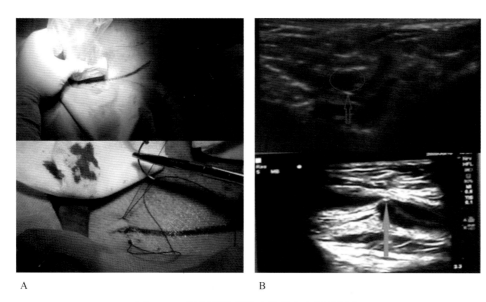

A B

图2.63 超声引导下透皮缝扎大隐静脉根部

A. 超声引导下透皮缝扎大隐静脉根部术中操作；B. 上图为超声探头横向扫描图，红色圆圈为大隐静脉，蓝色箭头指向绕至静脉深面的缝针；下图为超声探头纵向扫描图，红色线条标记了大隐静脉管腔，绿色箭头指向收紧的缝线，可见在缝线收紧时大隐静脉根部管腔中断。

（2）与其他手术联合，UGFS主要针对小腿曲张浅静脉的治疗。广泛的小腿曲张浅静脉一直是治疗的重点和难点，小切口的点式抽剥术是常用方式，但小腿的曲张浅静脉与皮肤感觉神经相邻较近，热消融或开刀手术导致的术后麻木有一定的发生率。UGFS则减少手术切口和对感觉神经的影响。

五、术后处理

1. 术后处理

术后沿曲张静脉作下肢偏心性包扎。患者平躺数分钟，避免做Valsalva动作，之后行走20～30分钟，2天后拆除绷带，穿二级压力静脉弹力袜至少4周。有VTE风险者，根据相关指南建议进行预防。术后定期随访，随访内容包括下肢静脉曲张恢复情况、生活治疗改善及静脉彩超复查。如有术后并发症，及时处理。

2. 并发症处理

按照相关指南及专家共识进行操作的UGFS并发症率较低，但围手术期仍应做好准备、严密观察和及时处理。对硬化剂过敏者，应立即停止使用硬化剂，进行抗过敏治疗，积极抢救严重者，如使用肾上腺素、糖皮质激素并维持重要脏器功能稳定。硬化剂误入动脉可导致组织坏死。UGFS中可辨别动脉，尽量避免穿刺针误入动脉。如发生硬化剂误入动脉，可及时予以抗凝、动脉内置管溶栓及扩血管药物使用等治疗。对于VTE高危患者，应考虑预防性抗凝治疗及其他手术方式，限制UGFS中的硬化剂使用量，缓慢推注硬化剂聚桂醇，尽量减少硬化剂进入深静脉系统。短暂性脑缺血、脑卒中或短暂性视觉异常等神经症状也与硬化剂的用量有关，如有发生，应在神经内科等专科医生协助下处理。血栓性浅静脉炎及色素沉着较常见，可局部用药（如多磺酸黏多糖）及局部穿刺排出血栓，大部分在后期可缓解。其他并发症发生率更低，可参照相关指南及专家共识进行处理。

参 考 文 献

［1］ENZLER M. A，VAN DEN BOS R. R. A New Gold Standard for Varicose Vein Treatment?［J］. Eur J Vasc Endovasc Surg，2010，39（1）：97-98.

［2］邓礼明，熊国祚，戴先鹏，等. 泡沫硬化剂治疗下肢静脉性溃疡早期临床疗效分析［J］. 现代医药卫生，2017；33（10）：1510-1512.

［3］叶小萍，王婧，刘洪，等. 超声在泡沫硬化剂闭合交通静脉治疗下肢静脉性溃疡中的作用［J］. 国际外科学杂志，2017，44（3）：189-192，218.

［4］WITTENS C，DAVIES AH，BÆKGAARD N，et al. Editor's Choice-Management of Chronic Venous Disease：Clinical Practice Guidelines of the European Society for Vascular Surgery（ESVS）［J］. Eur J Vasc Endovasc Surg，2015，49（6）：678-737.

［5］王深明，李晓强，刘鹏. 硬化剂治疗下肢静脉曲张（中国）专家指导意见（2016）［J］. 中国血管外科杂志（电子版），2017，9（1）：11-14，26.

［6］聚桂醇注射液治疗下肢静脉曲张微循环专家共识［J］. 血管与腔内血管外科杂志，2020，6（5）：377-381.

［7］中华医学会外科学分会血管外科学组. 硬化剂治疗下肢静脉曲张（中国）专家指导意见（2016）［J］. 中国血管外科杂志（电子版），2017，9：11-14.

［8］中国微循环学会周围血管专业委员会. 聚桂醇注射液治疗下肢静脉曲张微循环专家共识［J］. 血管与腔内血管外科杂志，2020，6（5）：377-381.

［9］E RABE，FX BREU，A CAVEZZI，et al. European guidelines for sclerotherapy in chronic venous disorders［J］. Phlebology，2014，29（6）：338-354.

［10］DOUGLAS HILL，RHONDA HAMILTON，TAK FUNG. Assessment of techniques to reduce sclerosant foam migration during ultrasound-guided sclerotherapy of the great saphenous vein［J］. J Vasc Surg，2008，48（4）：934-939.

［11］MASUDA EM，KESSLER DM，LURIE F，et al. The effect of ultrasound guided sclerotherapy of incompetent perforator veins on venous clinical severity scores［J］. J Vasc Surg，2006，43：551-556.

［12］KUYUMCU G，SALAZAR GM，PRABHAKAR AM，et al. Minimally invasive treatments for perforator vein insufficiency［J］. Cardiovasc Diagn Ther，2016，6（6）：593-598.

［13］林奕辰，郭平凡. 超声引导下麻醉肿胀液在下肢曲张静脉泡沫硬化剂注射中的应用［J］. 福建医科大学学报，2019，53（5）：352-354.

［14］ATTILIO CAVEZZI，GIOVANNI MOSTI，FAUSTO CAMPANA，et al. Catheter Foam Sclerotherapy of the Great Saphenous Vein，with Perisaphenous Tumescence Infiltration and Saphenous Irrigation［J］. Eur J Vasc Endovasc Surg，2017，54（5）：629-635.

［15］DEVEREUX N，RECKE AL，WESTERMANN L，et al. Catheter-directed foam sclerotherapy of great saphenous veins in combination with pre-treatment reduction of the diameter employing the principals of perivenous tumescent local anesthesia［J］. Eur J Vasc Endovasc Surg，2014，47：187-195.

［16］孙厚坦，赵威武，陈朝旻，等. 改良法注射聚桂醇泡沫硬化剂治疗大隐静脉曲张的疗效观察［J］. 西北国防医学杂志，2020，41（11）：677-681.

［17］K FATTAHI. Foam Washout Sclerotherapy：A New Technique Geared Toward Reducing Short-and Long-term Complications of Regular Foam Sclerotherapy and Comparison with Existing Foam Sclerotherapy Method［J］. J Vasc Surg Venous Lymphat Disord，2013，1（1）：111-112.

［18］M M ATASOY. Fill and aspirate foam sclerotherapy（FAFS）：a new approach for sclerotherapy of large superficial varicosities concomitant to endovenous laser ablation of truncal vein［J］. Clin Radiol，2015，70（1）：48-53.

［19］LAWAETZ M，SERUP J，LAWAETZ B，et al. comparison of endovenous ablation techniques，foam sclerotherapy and surgical stripping for great saphenous varicose veins［J］. Extended 5-year follow-up of a RCT. Int Angiol，2017，36（3）：281-288.

［20］LAM YL，LAWSON JA，TOONDER IM，et al. Eight-year follow-up of a randomized clinical trial comparing ultrasound-guided foam sclerotherapy with surgical stripping of the great saphenous vein［J］. Br J Surg，2018，105（6）：692-698.

［21］冉寅呈，刘洪，张矛，等. 超声引导下泡沫硬化疗法联合主干高位透皮缝扎治疗原发性大隐静脉曲张的初步疗效［J］. 中华血管外科杂志，2018，3（4）：228-232.

［22］古梓颖，包国宏，韦强. 大隐静脉高位结扎联合注射聚桂醇泡沫硬化剂治疗大隐静脉曲张的临床效果［J］. 广西医学，2017，39（10）：1572-1574.

［23］MITCHEL P. GOLDMAN，JEAN-JÉRÔME GUEX. Clinical Methods for Sclerotherapy of Varicose Veins. SCLEROTHERAPY，Sixth Edition. 2017，Elsevier Inc. pp. 262-312.

［24］王拥军. 聚桂醇泡沫硬化剂联合高位结扎剥脱术治疗大隐静脉曲张的临床效果［J］. 河南医学研究，2020，29（9）：1604-1605.

［25］贾琪，吴丹明，王成刚，等. 射频闭合术联合泡沫硬化剂注射治疗下肢静脉曲张［J］. 中国微创外科杂志，2011，11（5）：452-453.

［26］张冠一，孟庆义. 腔内激光联合泡沫硬化剂治疗下肢静脉性溃疡的疗效分析［J］. 中国血管外科杂志（电子版），2018，10（4）：275-278.

DSA引导下下肢静脉曲张聚桂醇硬化治疗术

余新林

（甘肃省第二人民医院肿瘤科）

一、概　　述

泡沫硬化治疗术（foam sclerotherapy）是近年来在静脉疾病治疗领域中逐渐兴起的治疗方式之一。其治疗过程可在影像学设备（超声或DSA）的直接监视下进行，符合精准医学要求，这与该疗法所表现出的其他优势（如治疗时间短、安全有效、操作简便等）一起使其临床应用得到良好推广。在综合医院，聚桂醇泡沫硬化也被广泛用于血管畸形性疾病的门诊治疗。与超声引导相比，DSA引导的泡沫硬化治疗下肢静脉曲张在体现静脉属支、交通支以及动态监视泡沫硬化剂流向等方面具有独特的优势。

二、定　　义

DSA引导下肢静脉曲张泡沫硬化治疗术是指在DSA监控下将泡沫硬化剂（聚桂醇）精准注射到靶血管内（曲张静脉、异常交通支、畸形静脉），引起血管内皮损伤，激发血管内膜产生无菌性炎症，进而导致其纤维化改变，最终使静脉腔粘连、闭塞。硬化治疗的目的不仅仅是使血管内形成血栓（血栓本身可能再通），而是最终转化为纤维条索。这种纤维条索不能再通，其功能效果相当于曲张静脉的外科切除术。

三、治疗原则及适应证

1. 治疗原则

（1）治疗静脉曲张和预防可能并发症；

（2）减轻或消除现有的症状；

（3）改善病理性血流动力学状况；

（4）达到满足美容和功能要求的良好效果。

2. 适应证

原则上，所有类型的静脉曲张均适合DSA引导的泡沫硬化治疗，特别是：

（1）主干静脉、大隐静脉和小隐静脉畸形（曲张）；

（2）侧支静脉曲张；

（3）伴穿通静脉功能不全的静脉曲张；

（4）网状形静脉曲张；

（5）蜘蛛形静脉曲张；

（6）治疗后残余和复发的静脉曲张；

（7）外生殖器和外生殖器周围静脉曲张；

（8）周围静脉性溃疡；

（9）静脉畸形。

四、禁 忌 证

1. 绝对禁忌证

（1）已知对硬化剂过敏；

（2）严重的全身疾病；

（3）急性深静脉血栓；

（4）硬化治疗区局部感染或严重的全身感染，持续制动和限制卧床；

（5）周围动脉闭塞性疾病晚期（Ⅲ期或Ⅳ期）；

（6）甲状腺功能亢进（使用含碘硬化剂时）；

（7）妊娠（除非存在强制性医学原因）；

（8）已知症状性卵圆孔未闭。

2. 相对禁忌证

（1）腿部水肿，失代偿；

（2）糖尿病晚期并发症（如多发性神经病变）；

（3）动脉闭塞性疾病Ⅲ期；

（4）一般健康状况不佳；

（5）支气管哮喘；

（6）明显的过敏体质；

（7）已知血栓形成倾向或高凝状态伴或不伴深静脉血栓病史；

（8）已知无症状性卵圆孔未闭；

（9）存在血栓栓塞事件的高危因素；

（10）既往泡沫硬化治疗出现视觉障碍或神经系统功能障碍。

五、术前准备

1. 患者病情评估

必须从详细的病史采集开始，通过病史采集初步判断患者的静脉曲张是原发性还是继发性。病史采集要点如下：

（1）明确既往静脉疾病史、诊断、治疗方法、并发症及药物史；需特别关注既往曾接受外科手术治疗的复发性静脉曲张以及过敏史。

（2）日常活动时肢体所表现出的主要症状：主要了解是否存在疼痛伴沉重感、乏力、瘙痒、灼痛、明显水肿以及皮肤溃疡形成等。

（3）静脉曲张相关风险因素调查：主要侧重于患者职业史、下肢血管外伤史以及女性患者的妊娠史。

（4）明确患者来院诊治的主要原因以及对治疗目标的期望值。

2. 常规实验室检查

（1）血常规检查：主要评估患者有无贫血、白细胞异常及血小板减少的情况，明确有无其他血细胞成分的异常。

（2）凝血检查：评估患者凝血功能是否正常，是否存在高凝或出血风险。

（3）肝肾功能的检查：对比剂肾病的发生是比较棘手的并发症。因而，术前准确的肝肾功能评估对于术后的康复及减低并发症的发生具有十分重要的意义。当患者存在肾功能不全时，尽量避免接受血管造影检查。

（4）心电图：心电图检查有助于评估患者有无潜在的心血管疾病。

3. 明确深静脉的通畅、瓣膜功能及曲张静脉分布情况

（1）在治疗前患者应取立位行彩色多普勒超声检查或行逆行、顺行静脉造影，明确深静脉是否通畅、瓣膜功能及曲张静脉的程度、范围、交通静脉的分布等情况，便于合理制定治疗方案，并协助确定最佳穿刺部位。

（2）明确穿刺部位与交通静脉、曲张静脉及其迂曲、狭窄和扩张等血管畸形之间的关系。

（3）在治疗前，术者应清楚地辨认一些解剖标志，包括股静脉、隐股静脉连接点，大隐静脉和小隐股静脉连接点的解剖变异。

4. 下肢静脉造影（图2.64）

下肢静脉造影可直观显示静脉走行、形态及病变情况。

下肢顺行静脉造影是一种较为简便的方法，造影剂沿静脉血流充盈下肢静脉，可以观察静脉血管的轮廓是否正常，管腔是否通畅，有无异常分支分布，有无静脉血栓、外来压迫、深浅静脉交通支以及管腔畸形的表现情况（图2.65～图2.66）等，并可间接反映下肢静脉瓣膜功能是否正常。而对于合并有下肢静脉溃疡的患者，可在体外比较的参照下，准确了解溃疡周围的病变血管分布情况。因而，下肢顺行静脉造影可为临床诊治提供准确的客观依据，推荐其作为下肢静脉疾病的首选检查方法（检查时也需留意X线及造影剂的适应证）。

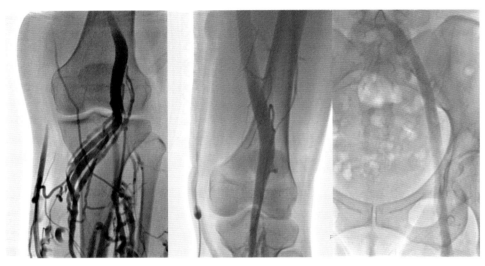

图2.64　下肢顺行静脉造影检查

检查目的既要明确远端深静脉和浅静脉的分布情况（左图），更需要明确跨膝关节处深静脉（中图）和股静脉（右图）的通畅情况。

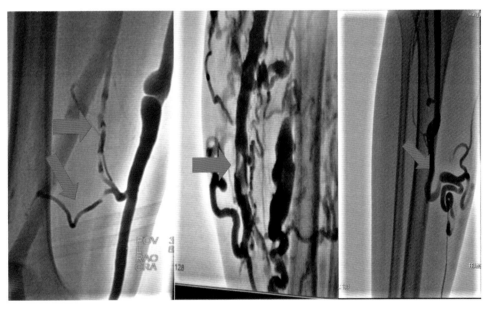

图2.65　下肢顺行静脉造影能准确显示深浅静脉交通（左图）、深静脉血栓（中图）以及深静脉交通支反流（右图）的情况

5. 与大隐静脉有关的重要交通静脉分布

熟悉大隐静脉有关的重要交通静脉分布（图2.67），对于早期识别病变血管至关重要。

6. 与小隐静脉有关的重要交通静脉分布

相比于大隐静脉与深静脉的交通支，小隐静脉与深静脉的交通支（图2.68）在慢性下肢静脉功能不全的发病机制中所表现出的作用并不十分突出，有报道显示这种交通静脉的形成可能与足靴区静脉性溃疡的形成存在一定程度的关系。

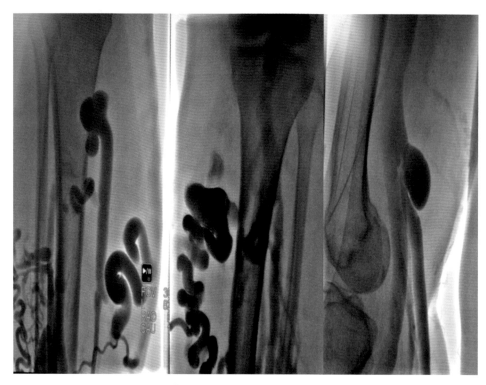

图2.66　下肢顺行静脉造影能准确显示深浅静脉畸形

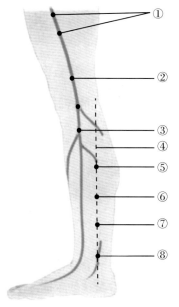

图2.67　与大隐静脉有关的重要交通静脉分布
①Dodd群；②Hunter；③Boyd；④Linton线；⑤Sherman（24cm）；⑥Cockett Ⅲ（18cm）；⑦Cockett Ⅱ（13.5cm）；⑧Cockett Ⅰ（6.7cm）。

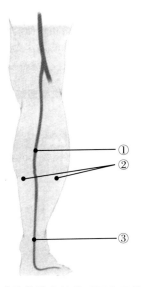

图2.68　小隐静脉有关的重要交通静脉的位置
①肠肌点（May）；②侧交通静脉；③交通静脉（12cm）。

术前的评估是基于病情特征和病变严重程度的评估。因而，需要结合超声及血管造影检查的结果来综合评估。如无特殊禁忌，下肢顺行静脉造影应为下肢静脉功能不全（下肢静脉曲张）的首选检查方法。

7. 注意识别易发生造影剂相关不良事件的人群

总体来说，造影剂属于相对安全的医用产品，但对于部分人群，我们仍然需要提高警惕，例如：明显的肾功能不全、不能良好控制的糖尿病、合并心血管疾病、高龄、有效血容量不足、脱水、充血性心衰、肾病综合征、肝硬化等。对上述患者进行血管造影相关的诊疗操作时，应予以适当的预防措施，如水化、预防性透析、药物预防以及选用低风险造影剂等。

8. 手术准备

（1）与患者、家属沟通，并签署知情同意书（曲张静脉直径超过5mm者，可能需要重复硬化治疗）；

（2）DSA设备准备；

（3）注射针、4.5 ～ 5G输液针、注射器、三通阀；

（4）准备弹力绷带/相应型号的医用弹力袜、止血带；

（5）术前站立位仔细用标记笔标记曲张静脉部位；

（6）准备聚桂醇注射液，制备聚桂醇泡沫硬化剂。

六、操作规范

以单纯聚桂醇泡沫硬化疗法为主。

（1）止血带结扎曲张静脉近端，充盈曲张静脉；

（2）下肢静脉造影明确曲张静脉、瓣膜反流和交通支部位；

（3）确定穿刺点，消毒皮肤；

（4）制备泡沫硬化剂。

1）制备方法：1个5ml注射器抽取2ml聚桂醇注射液，1个10ml注射器抽吸6ml空气或CO_2，2个注射器用三通连接，相互快速推注注射器内的药液20次，在完成前10次推注后，可将阀门调小，直至获得均匀乳化的微泡硬化剂（图2.69）。

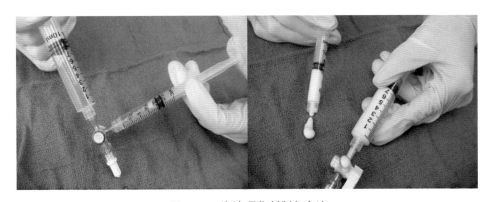

图2.69 泡沫硬化剂制备方法

水包裹气的微泡沫制剂均一性、稳定性好，在血管腔内与血液置换能力较好。制备过程中，每制作3组泡沫剂需要换1次注射器，保证微泡沫的质量。泡沫硬化剂的安全用量：聚桂醇原液≤10ml。

2）配制材料：聚桂醇注射液、空气或CO_2。

3）制备比例：硬化剂与气体混合的比例为1:3或1:4。大隐静脉主干硬化闭塞可使用1:3比例，小腿浅表静脉硬化闭塞可使用1:4。

（5）操作流程

1）在大腿根部结扎两条止血带，间隔距离：2～4cm，充分阻断深静脉血流。

2）对于6mm以上曲张静脉，建议超声引导下观察。

3）注射过程中，遇见有交通支时，助手采用示指按压交通支近心端的方法可阻断泡沫硬化剂经交通支流向深静脉（图2.70）。

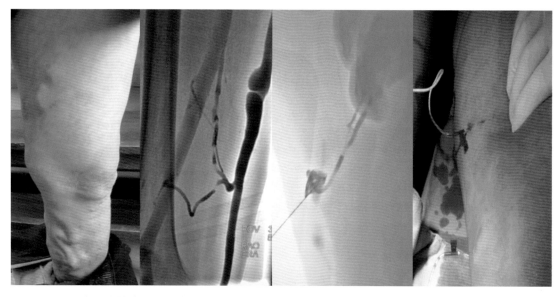

图2.70　交通支静脉注射泡沫硬化剂时，可让助手采用食指按压交通支近心端的方法阻断泡沫硬化剂经交通支流向深静脉

4）采用双针抽吸技术注射聚桂醇泡沫硬化剂。

双针技术具体做法是：先在病变的曲张静脉近心端扎上止血带，然后在近心端和远心端分别穿刺1个头皮针，从远心端开始注射泡沫，从近心端抽吸血管内血液，当从近心端抽出泡沫时，证明此段血管内血液已完全被泡沫硬化剂置换，依次完成各段曲张静脉硬化（图2.71）。

5）治疗完毕后，即刻穿戴弹力袜。

6）指导患者做下肢高抬腿动作，几分钟后解开第1条止血带，下地活动，20分钟后解开第2条止血带。

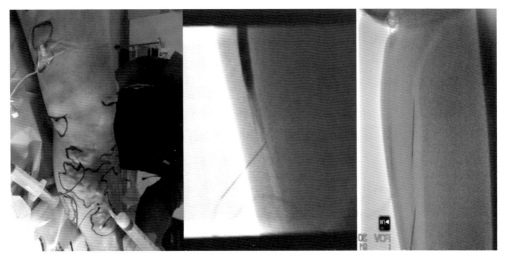

图2.71　双针抽吸技术注射泡沫硬化剂

七、术后处理

（1）注射完毕后，将患肢抬高45°并保持5～15分钟。拔除穿刺针，皮肤穿刺点按压止血。穿医用弹力袜，松解止血带，要求患者起床并步行15分钟。

（2）次日检查皮肤穿刺点和曲张静脉的变化，加强局部皮肤护理。

（3）术后嘱患者穿戴"静脉曲张袜"，术后7天连续24小时穿；7天后，可白天活动时穿，晚上休息时脱，持续穿3个月。

八、不良反应及并发症的预防及处理

（1）注射后早期出现轻微疼痛和局部红肿，为硬化剂引起的炎症反应，无须特殊处理。

（2）皮肤坏死：比较少见，主要为快速推注硬化剂致硬化剂外溢至血管外，视病情变化程度予以对症处理。

（3）硬结、色素沉着：治疗后在曲张静脉处常形成硬结，术后1周左右硬结表现最明显，术后3～6月内逐渐消退，硬结消退的速度与硬结大小存在相关性。如果局部疼痛明显，可以嘱患者局部硬结处改善局部皮肤营养、促进硬结吸收的药物，如疼痛明显也可酌情使用冷敷，术后1个月内尽量减少热敷。

九、疗效评估

（1）治愈：经1次硬化治疗后，曲张静脉出现硬化，呈条索状，局部无疼痛或不适，随访6个月曲张静脉消失，无复发。

（2）无效：经硬化治疗，曲张静脉仍同治疗前或加重，并未出现索条状硬化现象。

（3）复发：经1次硬化治疗后，曲张静脉部分硬化，呈索条状，经8周后复查有一段或数段被治疗静脉仍呈曲张状态，需进行第2次硬化治疗。

十、结　语

目前，静脉腔内激光闭合术、静脉腔内射频消融术和聚桂醇泡沫硬化疗法都属于下肢静脉曲张的微创治疗术式。很多时候，国内学者都采取两两结合的方式，即采用射频或微波来闭合大隐静脉主干，而各属支及曲张静脉采用泡沫硬化治疗，这在临床上获得了值得肯定的疗效。单纯的泡沫硬化治疗也同样具有很好的疗效，但对粗大型大隐静脉主干的闭合疗效欠佳，存在后期复发的可能。因而，在采用DSA引导下的泡沫硬化治疗下肢静脉曲张时，隐静脉主干的闭合是我们值得关注的重点。此外，对于接受治疗后局部硬结的处理，我们也建议可以采取有软坚散结功效的中药局部外敷，以减少硬结所致的疼痛，并且加速硬结的消散和吸收。同样，泡沫硬化剂渗漏入血管外会对皮下组织造成一定程度的损伤，并且也可能会导致较为严重的皮肤反应，因而，在穿刺及注射过程中应尽量避免泡沫硬化剂的外渗。对于严重型的慢性静脉疾病，即合并有静脉性溃疡时，泡沫硬化的使用一方面可减少对溃疡周围皮肤组织的人为干扰，另一方面又可消除溃疡周围的病变血管，这对于术后溃疡创面的愈合有很大帮助，也是泡沫硬化疗法相比其他疗法的优势所在。聚桂醇泡沫硬化疗法价格低廉，疗效确切，且治疗对于皮肤的损伤也是微乎其微，也不会留下任何的治疗痕迹，因而，对于有审美需求的静脉曲张患者来说无疑是一个最佳选择。

聚桂醇泡沫硬化剂治疗下肢静脉曲张为慢性静脉疾病的临床诊治带来了革命性变化。注射聚桂醇泡沫硬化剂的效果和可靠性可与外科手术相媲美，而DSA的引导使治疗的安全性和准确性成倍增加，因为DSA的动态实时监控，可以直观地观察治疗过程，并可及早预防某些不良事件的发生。因而，DSA引导下的泡沫硬化治疗下肢静脉曲张具有良好的社会效益，值得进一步推广。但是，我们也应该认识到，在这个科技日新月异的时代，泡沫硬化作为下肢静脉曲张的常规诊疗手段仍然需要更多数据的证据支持。

参 考 文 献

［1］BERGAN J，CHENG VL，BERGAN，等. 泡沫硬化疗法教程［J］. 人民军医出版社，2009.

［2］李龙，陈勇，李彦豪. 关于影像引导下下肢静脉曲张泡沫硬化疗法技术操作规范的建议［J］. 中华医学杂志，2011，91（17）：1218-1221.

［3］李龙.《慢性静脉疾病硬化疗法欧洲指南》解读［J］. 介入放射学杂志，2016，25（9）：743-749.

［4］专家共识——慢性下肢静脉疾病诊断与治疗中国专家共识［J］. 中国全科医学，2014（23）：2743-2743.

［5］广州医学院第二附属医院血管外科. 泡沫硬化疗法治疗下肢静脉功能不全［J］. 中华普通外科学文献（电子版），2012.

［5］中华医学会外科学分会血管外科学组. 慢性下肢静脉疾病诊断与治疗中国专家共识［J］. 中国血管外

科杂志（电子版），2014，6（3）：143-151.

［6］中华医学会外科学分会血管外科学组. 中国慢性静脉疾病诊断与治疗指南［J］. 中华医学杂志，2019，99（39）：3047-3061.

［7］下肢浅静脉曲张诊治共识微循环专家组. 下肢浅静脉曲张诊治微循环专家共识［J］. 中华老年多器官疾病杂志，2020，19（1）：1-6.

精索静脉曲张聚桂醇泡沫硬化治疗术

秦增辉

（武汉市妇幼保健院放射科）

一、概　　述

　　生殖静脉系精索内静脉及卵巢静脉的统称，二者承担回收来自生殖动脉对内生殖器官的供血，并且向下腔静脉引流。两侧精索或卵巢静脉的解剖构造、回流路径基本相同，生殖静脉反流产生的血流动力学改变，是诱发男性精索静脉曲张、女性盆腔静脉淤血的主要病因。精索静脉曲张好发于16～25岁青少年男性，流行病学统计约占10%，男性不育中约40%患有精索静脉曲张。女性的慢性盆腔疼痛，约30%为盆腔淤血综合征。Taylor（1949）明确了该疾病概念，提出卵巢静脉的反流与之密切相关，亦称卵巢静脉综合征。应用介入导管法，通过逆行性生殖静脉的插管技术，完成生殖静脉栓塞治疗，永久性地阻断生殖静脉反流路径，能够有效祛除因反流引起的相关临床症状，目前是一种较为成熟、微创的治疗技术。在传统的栓塞治疗中，常取金属的弹簧圈为栓塞材料，将永久性停留在患者的体内。从医学伦理学角度评价，以聚桂醇泡沫硬化剂作为栓塞材料，随着硬化剂分解、代谢，体内无永久性异物存留，此治疗方法更为人性化。本篇将着重介绍聚桂醇泡沫硬化剂的栓塞技术。

二、生殖静脉反流的病因及病理生理

　　1. 病因分类

　　分为原发性、继发性的生殖静脉反流。原发性反流多以静脉壁或静脉瓣膜的先天发育不良所致，继发性的反流则在腹腔或腹膜后肿瘤压迫、肾静脉/下腔静脉回流不畅、胡桃夹综合征、下腔静脉狭窄、血栓（癌栓）等疾病基础之上发生。生殖静脉因反流产生的回流受阻，可引起精索内静脉、卵巢静脉扩张，精索或卵巢静脉丛可增粗迂曲、呈团块状，伴有廓清障碍。

　　2. 左侧生殖静脉曲张高发生率因素

　　临床上生殖静脉曲张约99%发生于左侧，双侧仅占1%。生殖静脉曲张的高发生率，多与生殖静脉干与体静脉交汇的行程长短、开口角度相关。左侧生殖静脉干回流的行程较长，近似直角，交汇引流于左肾静脉，左肾静脉的"胡桃夹"综合征均为反流高发因素。另外，生殖静脉干的管壁张力较低，周围组织薄弱，抗反流能力相对较差。右侧生殖静脉干行程短，呈锐角，直接引流至下腔静脉，较对侧具有抗反流优势。

3. 精索静脉曲张与男性不育因素

精原细胞在睾丸内发育演变为成熟的精子大约需要90天，精索静脉曲张产生以下因素阻碍生殖细胞的发育：

（1）高温：淤血使睾丸温度升高，生精障碍，合成睾酮减少；

（2）高压：精索静脉压升高，睾丸循环灌注不足；

（3）缺氧：睾丸淤血缺氧，诱导生殖细胞凋亡；

（4）代谢物逆流：血液沿精索静脉逆流，肾脏（肾上腺）代谢产物，类固醇、儿茶酚胺、5-羟色胺等进一步影响睾丸血运和代谢；

（5）其他：生殖毒素增加、抗氧化物水平增高等。

4. 卵巢静脉曲张

（1）同样以左侧卵巢静脉反流常见。女性的盆腔静脉丛丰富，自身流速缓慢，中、小静脉缺乏瓣膜。盆腔膀胱、生殖器官和直肠系统的静脉丛彼此交通，发生反流时将会累及其他静脉丛的回流。女性的子宫后位时，随着宫体的下降，子宫、卵巢静脉丛折叠、迂曲在骶凹等，都是引起回流受阻，盆腔淤血不可忽视的原因。

（2）内分泌因素：腹腔液中雌、孕激素水平失衡。雌激素有扩管作用，孕激素则有引起血管平滑肌收缩，提高血管张力作用。

三、生殖静脉反流的临床表现

1. 精索静脉曲张

站立时一侧阴囊下垂，同时伴局部坠胀、坠痛感，阴囊内可触及蚯蚓状团块，Ⅲ度精索静脉曲张，取站立可见阴囊部位的曲张静脉。此外，也可伴有同侧腹股沟、下腹部、腰部及会阴部放射痛。劳累或行走站立过久后症状加重，休息、平卧后症状减轻或消失。

2. 卵巢静脉反流

盆腔淤血综合征临床特点为"三痛两多一少"，即盆腔坠痛、低位腰痛、性交痛，月经多、白带多，妇科检查阳性体征少。临床观察，卵巢静脉反流程度与疼痛性质呈正相关。

四、临床诊断

1. 精索静脉曲张

（1）触诊检查：精索静脉曲张Ⅰ度，仅在Valsalva动作下可触及曲张静脉；Ⅱ度可以直接触及精索曲张静脉；Ⅲ度肉眼直接可见阴囊曲张静脉。

（2）超声诊断：精索内静脉直径＞0.27cm，精索静脉丛迂曲、扩张，彩超探及曲张静脉反流信号。

（3）血管造影：导管法下腔静脉、左肾静脉造影术中，患者取Valsalva动作，下腔静脉或左肾静脉造影过程中，对比剂逆行性充盈精索内静脉使其显影，为反流诊断的金标准。选择性精索内静脉造影，对比剂反流至阴囊精索静脉丛提示Ⅲ度反流，Ⅰ～Ⅱ度反流，可见对比剂反流至精索内静脉主干的腰段或骨盆上段平面（图2.72～图2.73）。

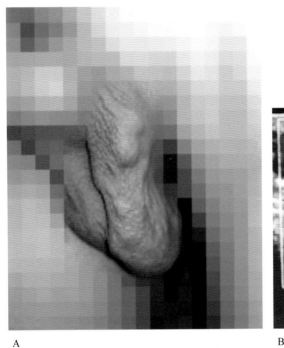

A

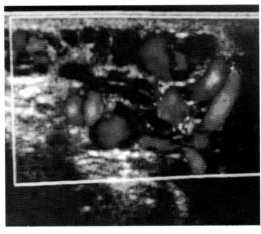

B

图2.72　A. 和B. Ⅲ度精索静脉曲张，彩超探察，精索静脉丛迂曲、扩张

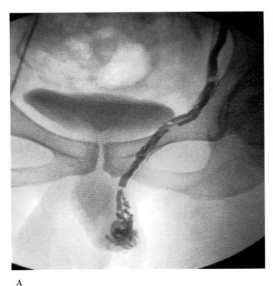

A

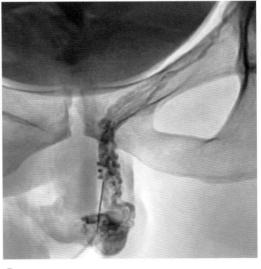

B

图2.73　逆行＋顺行性造影，选择显示精索静脉曲张，精索静脉丛扭曲、扩张

2. 卵巢静脉曲张

（1）盆腔B超检查或者经阴道超声探查：可发现盆腔静脉扩张，将有助于诊断。声像特点：①迂曲的盆腔静脉直径＞6mm；②血流速度减慢（约3cm/s）或反流；③卵巢呈多囊性改变。

（2）盆腔CT、MRI：无创性观察盆腔静脉迂曲扩张程度、范围。

（3）血管造影：表现为卵巢静脉丛淤血、扩张，卵巢静脉最大直径超过10mm，盆腔静脉丛的造影剂廓清时间＞20s。

（4）下腔静脉造影：有利于评价右侧生殖静脉反流。选择性左肾静脉造影或者选择性位卵巢静脉造影，对比剂的逆行反流，对卵巢静脉丛的扩张、廓清障碍等解剖、动力学改变的反映更为准确而客观（图2.74～图2.75）。

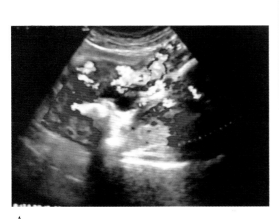

A

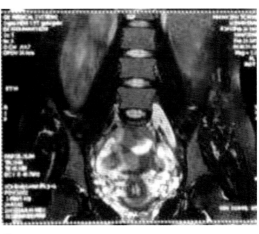

B

图2.74 盆腔淤血综合征，彩超、MRV盆腔扩张，左卵巢静脉扩张显著

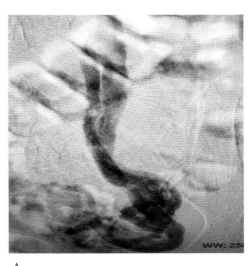

A

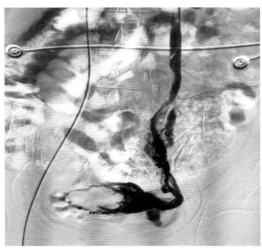

B

图2.75 选择性卵巢静脉造影，左侧卵巢静脉反流＋盆腔静脉丛扩张

五、生殖静脉反流聚桂醇泡沫硬化剂栓塞治疗

应用介入导管技术，完成逆行性生殖静脉插管＋栓塞治疗，同显微镜下生殖静脉高位结扎有着相同的优势，能够规避生殖动脉和淋巴管损伤，减少术后并发症。Laccamo等（1977）及Michsel等（1994）曾先后报道精索、卵巢静脉栓塞术。目前该项技术临床的应用较为普及，疗效肯定。本节对栓塞治疗术的术前器械准备、造影表现，泡沫硬化剂的配置和应用予以介绍。

1. 主要设备与器械

（1）需要在血管造影X线机（DSA）下完成检查、治疗。

（2）血管鞘、导管：5F血管鞘一副，5F猪尾导管、多功能导管、Cobra导管各一根，3F微导管一根。

（3）导丝：0.032～0.035导丝，120cm、180cm各一根。

（4）三通阀2个。

2. 栓塞术前造影检查

采用Seldinger技术行右侧股静脉穿刺，经导管鞘交换插入5F猪尾、多功能导管，血管机下完成以下静脉造影观察：

（1）下腔静脉造影：插入5F猪尾导管，嘱患者做Valsalva动作完成造影。检查目的是观察右侧生殖静脉是否有反流征象、下腔静脉的通畅度与回流情况。

（2）左肾静脉造影：交换5F多功能导管或Cobra导管，经导丝的引导插入左肾静脉，患者做Valsalva动作下造影。通常能够清楚显示反流的生殖静脉干开口及左肾静脉回流是否正常。

（3）生殖静脉干造影：将导丝、导管交换插入反流的精索内静脉（卵巢静脉），将导管先端停留在靠近肾静脉的近心端。推注对比剂可见沿静脉干逆流，直至充盈阴囊静脉丛（卵巢静脉丛），则提示Ⅲ度反流。造影有助于了解精索内静脉干扩张程度，是否存在解剖变异的双干或多干反流通路。左侧曲张的精索（卵巢）静脉丛的回流通道，常经交通支进入右侧生殖静脉丛，由右侧的精索内静脉（卵巢静脉）引流至下腔静脉，右侧静脉丛代偿性扩张较为常见。

3. 泡沫硬化剂的制备及栓塞治疗

（1）将导管逆行插入至生殖静脉干骨盆上段（骶髂关节平面），卵巢静脉反流者，可以插管接近骨盆下段层面；随即开始制备栓塞用的泡沫硬化剂。

（2）泡沫硬化剂制备：取10ml注射器2支，三通阀一个，抽取1%聚桂醇注射液2ml，另外一支注射器抽取空气6ml，按照该液气比例（1∶3）制备泡沫硬化剂8毫升/次。

（3）透视监视下经导管使用注射器以团注方式，将聚桂醇泡沫硬化剂（8毫升/次）匀速推入。泡沫硬化剂为负性影像逆行进入精索（卵巢）静脉丛。随着硬化剂的不断充盈，生殖静脉丛快速痉挛、收缩，推注硬化剂的阻力也会随之增加。当泡沫硬化剂负性影像充盈骨盆上段生殖静脉干即可停止。每次治疗泡沫硬化剂的用量，精索静脉曲张15～30ml，卵巢静

脉曲张20～40ml。通常，卵巢静脉反流的泡沫硬化剂用量大于精索静脉曲张，治疗结束后可以将导管头端保留在生殖静脉骨盆上段10分钟。

（4）栓塞后造影：导管头端后撤停留在生殖静脉干的腰上段，抽取对比剂5～8ml再次造影，骨盆上段生殖静脉干阻断、闭塞即结束治疗（图2.76～图2.81）。

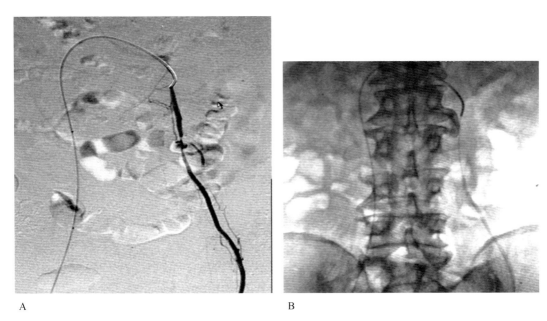

A　　　　　　　　　　　　　　　　　　B

图2.76　左侧精索静脉内静脉反流，腰椎骨桥，阻碍5F导管插入到骨盆上段

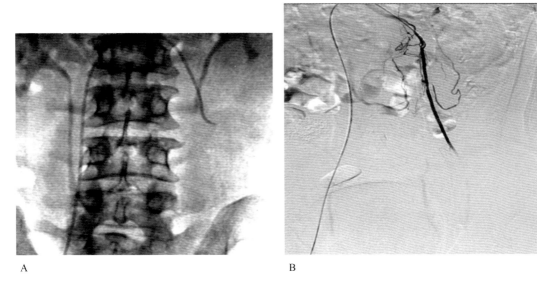

A　　　　　　　　　　　　　　　　　　B

图2.77　应用同轴技术插入3F微导管，顺利插入精索内静脉骨盆上段，泡沫硬化剂栓塞术术后造影反流通路阻断满意。泡沫硬化剂用量24ml

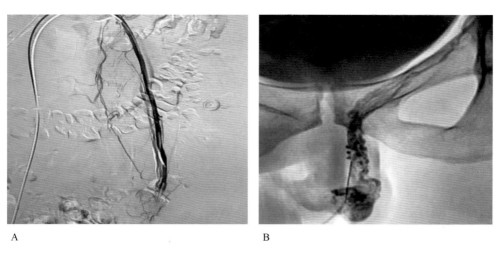

图2.78 左侧精索静脉曲张高位结扎术后复发，导管法精索内静脉造影未能显示反流征象，穿刺精索静脉丛做顺行造影观察

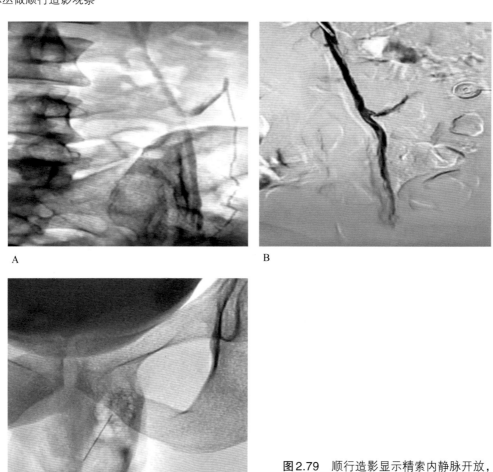

图2.79 顺行造影显示精索内静脉开放，向肾静脉引流，插入导管泡沫硬化剂栓塞残留反流通道，同时补充精索静脉丛硬化剂治疗。泡沫硬化剂用量30ml

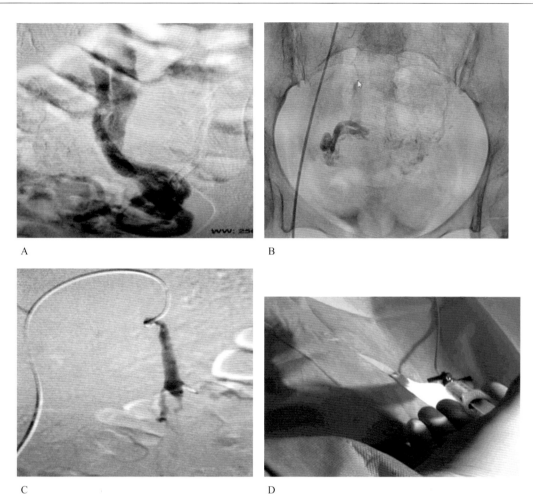

A

B

C

D

图2.80 左侧卵巢静脉反流，在腰段平面分成双干，导管置于骨盆下段行曲张的卵巢静脉丛栓塞，后撤导管完成双干卵巢静脉栓塞。术后造影栓塞效果满意。泡沫硬化剂用量30ml

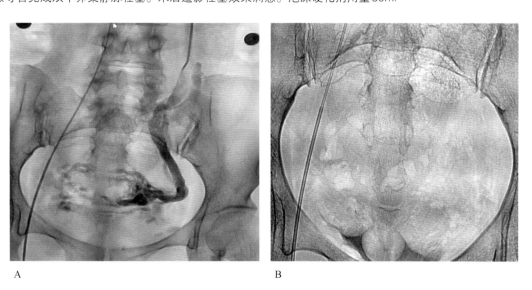

A

B

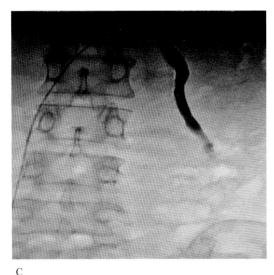
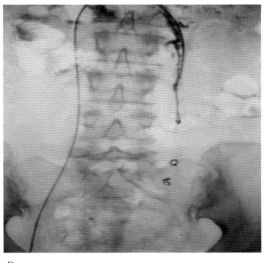

C   D

图2.81 左侧卵巢静脉反流，导管置于骨盆下段，注入泡沫硬化剂，见盆腔曲张静脉丛呈负性充盈＋长时间停留，后撤导管于骨盆上段硬化剂栓塞，术后造影栓塞效果满意。泡沫硬化剂用量32ml。与传统栓塞材料对比，硬化剂栓塞术体内无异物停留

六、栓塞术后处置

1. 术后观察处理

（1）术后患者平卧5h，注意监护生命体征的各项指标，无特殊情况5h以后可以下床适度活动，嘱患者多饮水有利硬化剂排泄。

（2）部分患者可能出现一过性胸闷、刺激性咳嗽，多见于术后10～30min时段，适当吸氧、卧床处理即可。

（3）用棉垫做精索静脉曲张局部加压包扎2d，曲张静脉的偏心加压有利扩张静脉团块的收缩，预防血栓性静脉炎的发生。

（4）泡沫硬化剂栓塞后，出现精索静脉丛血栓性静脉炎的概率较少。一旦出现阴囊部肿胀、疼痛，曲张静脉团张力增高，可以在超声引导下穿刺抽吸血栓，同时给予迈之灵口服2周，局部症状会迅速改善。卵巢静脉丛泡沫硬化剂治疗后局部反应较轻微，通常不用特殊处置。

2. 术后随访

（1）患者术后1个月禁忌剧烈运动和久站和负重，有利生殖静脉反流通道的纤维化闭合。硬化剂栓塞后，曲张静脉纤维化闭合需要5～6周的时间。

（2）分别在治疗后1.3个月随访，术前症状改善、阴囊曲张静脉团块萎缩、变硬、消失为治疗有效指标。

（3）超声探查曲张的生殖静脉丛呈硬化（探头压迫无变形），彩超腔内无血流信号。

（4）精索静脉曲张术后可以做实验室精液学检查，精液指标改善为治疗有效指标。

七、技术小结

1. 聚桂醇泡沫硬化剂治疗机制

硬化剂闭塞反流静脉的机制概括为以下几点：

（1）血管内皮细胞的化学消融：硬化剂对内皮细胞膜蛋白分子层的溶解、破坏，启动内皮细胞脱水、变性、凝固性坏死。

（2）内膜下、中膜层胶原纤维的消融破坏以及血管内皮细胞坏死、剥脱，形成胶原纤维裸露。化学损毁后管腔胶原纤维皱缩，纤维化产生血管腔萎陷、闭塞，实现永久性封闭静脉反流通道。

（3）泡沫硬化剂可以视为长效的液体栓塞剂。闭塞粗大静脉干的技术要素为：①保持硬化剂的有效浓度；②尽可能延长靶血管内的停留时间。

2. 聚桂醇泡沫硬化剂特点

（1）泡沫剂型具有致密性、黏附性，产生"驱赶血流"效应，在靶血管内释放，能够以等容积与血管腔内血液置换，产生抗稀释作用。

（2）最大限度增加与血管内皮的接触面积和停留时间。

（3）扩大容积，可以减少硬化剂的用量，降低不良反应。

3. 泡沫硬化剂制备技术

常用的手工制备技术（Tessari法）：借助三通阀连接两支10ml注射器，分别按1:3或1:4比例，抽取聚桂醇的原液＋空气快速推注＋抽吸交换10次左右，使其乳化呈"液包气状态"微泡沫剂型，制备即完成。建议每制备泡沫硬化剂2～3组后更新塑料注射器，保证泡沫剂质量。

4. 生殖静脉选择性插管技术

从股静脉路径插入5F多功能导管或Cobra导管，经左肾静脉逆行进入生殖静脉干的近心端，并不困难。反流血柱所产生的漂浮效应，使导管较易选择性进入精索内静脉开口端。在逆行输送到骨盆上段途中，由于静脉瓣、解剖等因素的限制，部分病例较为困难；可嘱患者做腹式呼吸，平顺推进导管有助于插管到位。有些因脊柱退行性变以及生殖静脉干的解剖变异而致5F导管下行到位困难者，建议选用3F微导管。应用同轴导管技术插管过程顺利、安全、省时，有利提高工作效率。

参 考 文 献

［1］FASSIADIS N. Treatment for pelvic congestion syndrome causing pelvic and vulvar varices. Int Angiol，2006，25：1-3.

［2］孟令惠，刘怀军，盆腔淤血综合征及其影像学表现［J］. 国外医学临床放射学分册，2005，28（6）：424-426.

［3］TAYLOR HC JR. Vascular congestion and hyperemia，Their effect on function and structure in the female reproductive organs，Etiology and therapy［J］. Am J Obstet Gynecol，1949，57：654-668.

［4］FREEDMAN J，GANESHAN A，CROWE P. Pelvic congestion syndrome：The role of interventional radiology in the treatment of chronic pelvic pain［J］. Postgrad Med J，2010，86：704-710.

［5］GANESHAN A，UPPONI S，HON LQ，et al. Chronic pelvic pain due to pelvic congestion syndrome：the role of diagnostic and interventional radiology［J］. Caediovasc Intervent Radiol，2007，30（6）：1105-1111.

［6］KIES DD，KIM HS. Pelvic congestion syndrome：A review of current diagnostic and minimally invasive treatment modalities［J］. Phlebology，2012，27（Suppl 1）：52-57.

［7］TU FF，HAHN D，STEEGE JF. Pelvic congestion syndrome associated pelvic pain：A systemic review of diagnosis and management［J］. Obstet Gynecol Survey，2010，65（1）：332-340.

［8］金龙，苏天昊，肖国文，等. 卵巢静脉栓塞术治疗盆腔淤血综合征［J］. 中国介入影像与治疗学，2015，12（7）：403-406.

盆腔淤血综合征聚桂醇硬化治疗术

张万高
（安徽中医药大学第一附属医院介入中心）

一、概　　述

　　盆腔淤血综合征（pelvic congestion syndrome，PCS）（又称卵巢静脉曲张综合征）是由于卵巢静脉瓣膜功能障碍，引起盆腔静脉血液流出不畅、盆腔静脉充盈、淤血所致的下腹慢性钝痛、压迫感和沉重感等一系列不适。其临床特点为"三痛两多一少"，即下腹盆腔坠痛、低位腰背痛、深部性交痛，月经量多、白带增多，妇科检查阳性体征少。PCS是引起妇科盆腔疼痛的重要原因之一，也是女性不孕症的原因之一。因其症状涉及广泛，而患者自觉症状与客观检查常不相符合，在体征上常与慢性盆腔炎相混淆，故此类患者常被误诊为慢性盆腔炎、慢性附件炎甚至腰椎间盘突出症等，从而不能得到及时有效治疗以致久治不愈。也有部分患者因主要表现为性交痛而羞于启齿，不愿就医或就医时不愿提及，故临床上容易误诊及漏诊。

二、病　　因

　　PCS发病机制复杂，目前观点认为是多个因素相互作用的结果。主要病因包括：

　　1. 解剖学因素

　　（1）卵巢静脉反流好发于左侧，因左卵巢静脉以直角汇入左肾静脉后随之入下腔静脉，左肾静脉受到主动脉及肠系膜上动脉压迫。因此，左卵巢静脉常因回流不畅致静脉曲张。

　　（2）盆腔的静脉数量多、缺乏筋膜构成的外鞘、静脉管壁薄、弹性差，极易扩张、反流，从而使血流淤积。

　　（3）孕期卵巢静脉显著扩张，以缓解子宫血管的压力；孕期卵巢毛细血管容量可以扩张数十倍，并持续到产后数月。卵巢静脉重度扩张对静脉瓣功能构成不可逆损害。妊娠期循环血容量比非孕期增加约1450ml，卵巢静脉压力较非孕期增加3倍，故PCS好发于经产妇。

　　（4）增高盆腔静脉压力的各种因素（如慢性咳嗽、肥胖、持续负重、后位子宫、习惯性便秘等），均能引起子宫阴道丛充血而导致PCS。

（5）卵巢静脉瓣缺如也是盆腔淤血综合征的原因之一。

2. 循环因素

盆腔静脉回流系统有丰富的交通支。只要回流通路上的血管，如下腔静脉、肾静脉、髂静脉出现病变，就可能使得盆腔静脉回流受限，从而导致盆腔静脉曲张，继而产生 PCS。最常见的变异是左髂静脉压迫综合征、胡桃夹综合征，少见的病因如先天性动静脉瘘、肝硬化、下腔静脉肿瘤血栓形成、门静脉血栓、肾癌所致的左肾静脉血栓形成等。

3. 内分泌因素

盆腔积液中存在有一定水平的雌、孕激素。雌激素是血管扩张剂，孕激素拮抗雌激素，导致盆腔血管平滑肌收缩。雌激素水平下降，一氧化氮释放增加，导致血管平滑肌舒张，从而导致静脉曲张。盆腔静脉曲张经历了血管内膜和中层的纤维化、平滑肌增生和毛细血管内皮的增生。孕期妊娠黄体和胎盘产生的大量雌、孕激素使盆腔静脉极度扩张充血，故 PCS 常见于多次妊娠的女性。

4. 体位因素

长期站立又缺少活动使盆腔静脉压力持续增高，易形成 PCS。此类 PCS 患者久站、久坐后盆腔静脉淤血症状加重，休息后症状减轻。另外，习惯性仰卧位睡眠者，盆腔内静脉血长时间处于下腔静脉，不利于静脉回流，从而加重病情。

5. 肿瘤因素

盆腔或肠道肿瘤引起 PCS 的机制是：在增大的肿瘤压迫下，静脉受压，使静脉内血液回流总量增加、回流阻力增大、静脉容积扩大，进一步增高了盆腔静脉压力，导致 PCS。常见引起 PCS 的盆腔肿瘤包括子宫肌瘤、滋养细胞肿瘤、卵巢肿瘤、肠系膜和肠道肿瘤、腹膜后肿瘤等。

三、临床表现

PCS 常见症状有盆腔坠痛、低位腰痛、性交痛，月经多、白带多，妇科检查阳性体征少。疼痛常常于患者长时间站立或重体力劳动后发生，或突然坐下时加重。疼痛可放射至腿部、会阴部及腰骶部。患者多为育龄经产妇，极少在绝经前期和绝经后发生，往往在分娩或流产后短时间内出现症状。妇科检查示：阴道紫蓝色，附件区压痛，有增厚感；缓慢加大压力后，增厚感和压痛减轻。

四、诊　　断

1. 彩色多普勒超声

经阴道超声检查简单易行，可清晰显示增粗的蛇行彩色束或红蓝相间的彩色团块，有助于对淤血程度、部位、波及范围进行分级，同时根据断面声像图和多普勒改变还能与髂总静脉受压综合征和髂静脉血栓等盆腔血管疾病相鉴别。目前，经阴道彩色多普勒血流显像已成为临床上最直接可靠的辅助诊断方法，越来越多的妇科医生也对其有了进一步的认识，已成为临床诊断PCS的首选方法。研究显示，比较经阴道、经会阴及经腹超声这三种超声的诊断价值，经阴道超声检出率和准确率最高，经阴道及经会阴超声检查明显优于经腹超声检查。常规经腹超声检查PCS时，联合使用经阴道或经会阴超声检查有助于提高诊断准确率。但经阴道超声局限于对盆腔静脉扩张及淤血的诊断，而经腹超声能够清晰显示左侧卵巢静脉及左侧髂内静脉的反流，对PCS的病因诊断优于经阴道超声，必要时可采用经腹超声和经阴道超声联合应用，可有效避免误诊和漏诊的发生，极大地提高PCS的诊断准确率。近年来，随着介入治疗技术的快速发展，对彩色多普勒检查提出了更高的要求。经阴道三维超声检查可全面扫查盆腔血管，显像立体、直观，具有安全、无创伤、经济、方便等特点，弥补了二维超声显像的不足，提高了PCS诊断准确率。经阴道三维超声检查简单易行，在临床上得到广泛应用，可较准确地对PCS进行诊断，有条件者可联合超声造影，提高临床诊断符合率。

2. MRI及CT增强扫描

PCS患者的MRI及CT表现为子宫内膜增厚，卵巢静脉扩张，盆腔静脉丛明显扩张迂曲呈蚯蚓状，并沿子宫阔韧带向两侧延伸，常见于左侧，可能的原因是左侧卵巢静脉瓣缺如率高于右侧，且汇入左肾静脉的阻力较大。有时可见盆腔扩张的静脉丛与周围小动脉之间有异常交通及盆腔静脉丛有血流缓慢、对比剂清除时间延长的现象。有研究探讨了PCS宫旁静脉丛和卵巢静脉在64排螺旋CT血管造影中的表现，结果显示，64排螺旋CT能显示宫旁静脉丛和卵巢静脉迂曲、扩张，联合横断面扫描能明确诊断PCS及发现其病因，为临床提供准确、客观的诊断依据，有助于临床治疗方案的选择。动态增强磁共振血管成像（DCE-MRA）及后处理成像技术等新的检查方法可显示同一循环时相的整个盆腔静脉系统，进一步观察卵巢静脉内的反流。

3. 盆腔静脉造影

在盆腔静脉注射造影剂后，如20秒内造影剂完全流出盆腔，则提示盆腔血流正常；若造影剂流出盆腔时间＞20秒，则提示静脉回流速度明显变慢，存在静脉淤血现象。通过对盆腔静脉进行选择性显影，可准确了解盆腔血液流出盆腔的时间，作为诊断PCS的"金标准"。但该方法有创、有辐射、操作复杂及费用高，且将对比剂注入卵巢静脉起始部改变了正常的血流动力学，降低了该方法的特异性。现该技术仅用于同时进行血管介入治疗的患者。

4. 腹腔镜检查

腹腔镜检查也是确认诱因、确诊PCS的有效手段。虽腹腔镜可以诊断PCS，但毕竟是有创检查，不建议作为一线检查手段。

五、鉴别诊断

应与盆腔子宫内膜异位症、慢性附件炎、子宫肌瘤、宫颈糜烂、腰椎间盘突出症等相鉴别：

（1）子宫内膜异位症：主要症状为痛经，表现为继发性、渐进性痛经，疼痛程度与病灶的大小不一定成正比。如病变累及子宫直肠陷窝则可有性交痛、肛门坠胀，也可导致月经过多或经期延长、不孕等。

（2）慢性附件炎：是女性内生殖器官（包括子宫、输卵管、卵巢及其周围的结缔组织、盆腔、腹膜等处）发生感染所致炎症的总称。慢性附件炎大多发生在产后、剖宫产后、流产后、各种妇科手术后以及在放置宫内避孕器之后，此时生殖器官的完整性及其自然的防御有了损伤，细菌得以进入创面发生感染。

（3）子宫肌瘤：又称子宫平滑肌瘤，是女性生殖器最常见的一种良性肿瘤。多无症状，少数表现为月经量多或/和经期延长，腹部触及肿物以及压迫症状等。如发生蒂扭转或其他情况时可引起疼痛。

（4）宫颈糜烂：是慢性子宫颈炎的一种现象，表现为子宫颈口周围有鲜红或粉红色斑点。

（5）腰椎间盘突出症：也可引起低位腰痛，但常伴有下肢神经根症状。两种疾病同时存在时，医患双方往往被腰椎间盘突出症误导，致使PCS不能得到及时治疗。

六、治疗方法

包括一般治疗、药物治疗、手术治疗和腔内介入治疗。

1. 一般治疗

改变不良生活习惯，避免久站、久坐，需长时间站立工作者建议定时抬高下肢休息。少吃辛辣刺激性食物，纠正便秘。适当体育锻炼（如膝胸卧位、缩肛运动等）加强盆底肌张力，调整体位促进盆腔静脉回流，有利于盆腔症状的减轻或缓解。

2. 药物治疗

包括抑制卵巢功能、改善血管张力和对症治疗，但药物治疗仅能短期缓解，极易再次发作。安宫黄体酮抑制卵巢功能，增加血管张力，可减少盆腔淤血，症状缓解率达40%。促性腺激素释放激素激动剂抑制卵巢功能、收缩血管能力强，可改善盆腔淤血，缓解性交痛，但长期使用会出现阴道干燥和情绪改变等症状，且费用较高。改善血管张力的药物（如地奥司明）通过抑制前列腺素的合成来保护微循环，加快组织液回流，减轻水肿，缓解疼痛和抑制子宫收缩，可以降低毛细血管通透性，增加静脉壁张力和毛细血管阻力，从而明显缓解疼痛，对性交痛疗效好。消炎镇痛药适用于疼痛较明显者，其中吲哚美辛适用于疼痛较明显者，但多用时往往出现消化道刺激症状，有时可引起胃出血和穿孔，长期服用可有头痛、头晕、肝功能损害、造血功能抑制等。对于有严重乳房肿痛及月经过多者，可在症状出现前开始服用甲基睾丸素，以增加血管张力，促进肌肉发育；但长期服药可有男性化倾向，并可引起水钠潴留及肝损害。中医中药治疗PCS可归属于中医学"妇人腹痛""癥瘕""痛经""带下病""郁证"等范畴。根据"通则不痛"的原理，采用活血化瘀药物治疗可改善盆腔微循环，增加盆腔静脉回流，改善盆腔静脉血淤滞，从而改善患者的疼痛不适症状。以行气活血、化瘀止痛为目的，内服方以桃红四物汤合四逆散加减为主，外用方以活血化瘀、通络止痛为主。药物组成：当归、熟地、川芎、白芍、桃仁、红花、五灵脂和甘草等。根据临床报道，中医药防治PCS有较好疗效，在以后的研究中应在遵循辨证论治、标本兼治的原则下，结合现代医学对其发病机制的研究，发挥中医中药治疗PCS的优势。

3. 手术治疗

常用的手术治疗方案有子宫悬吊术等。但子宫悬吊术易复发，治疗效果不理想，而子宫切除术则使患者再次生育受到影响，不适用于生育年龄的妇女。

4. 腔内介入治疗

介入治疗目的使盆腔曲张静脉和卵巢静脉主干及其属支完全栓塞硬化。介入治疗方法包括硬化治疗、栓塞治疗、球囊扩张成形术和支架植入术等。对盆腔曲张静脉和卵巢静脉行栓塞治疗或硬化治疗，以聚桂醇泡沫硬化治疗最为经济、简便。通过在卵巢静脉内注入聚桂醇泡沫硬化剂，完成对曲张静脉的驱血，使聚桂醇泡沫硬化剂与曲张静脉壁充分接触，造成静脉内膜无菌性炎症反应，促进静脉内血栓形成，最终导致静脉闭塞，以阻断盆腔静脉淤血；伴有髂静脉压迫综合征和胡桃夹综合征时可行球囊扩张成型术和支架植入术。

1）适应证

育龄期妇女，有慢性盆腔疼痛病史，反复盆腔炎发作经妇科治疗无效，并经影像学检查证实盆腔静脉淤血综合征。

2）禁忌证

与其他部位血管介入相仿主要为已知对硬化剂过敏、严重的全身疾病、甲状腺机能亢进；月经期或未能排除其他盆腔疾病所致疼痛者，妊娠或可疑妊娠者。

3）技术要点

a）肾静脉、卵巢静脉造影，进一步证实盆腔静脉曲张：首先采用改良Seldinger方法顺行穿刺右侧股静脉，置入导管鞘将5FCobra或5F VER导管超选择插入下腔静脉，再进入左侧肾静脉造影，显示对比剂逆流进入卵巢静脉，同时显示卵巢旁曲张静脉；再将导管进一步插入卵巢静脉，加压注射对比剂，显示广泛侧支静脉丛明确诊断。

b）聚桂醇硬化剂制备：聚桂醇泡沫硬化剂制备采用Tessari法，即采用两个10ml空注射器，用三通连接，分别抽取2ml硬化剂和8ml空气，快速交替推抽两个注射器各10～20次将其混合，即可得到10ml泡沫硬化剂。

c）注入聚桂醇泡沫硬化剂：将导管头端尽量置入卵巢静脉远心端。手推造影剂使卵巢静脉显影，通过导管缓慢注入泡沫硬化剂。同时嘱患者瞬间憋气，通过增加腹压将泡沫硬化剂"控制"在病变段，使其充分与血管壁接触作用。利用泡沫硬化剂的占位效应"驱血"，且泡沫硬化剂在透视下显负性阴影，即"充盈缺损"。通过"充盈缺损"范围来评估硬化剂充盈范围及用量（一般不超10ml），硬化剂尽量不要流入左肾静脉及下腔静脉，以免损伤上述血管导致深静脉血栓形成。再次造影评估硬化范围，对于主干直径较粗的患者为保证疗效必要时置入弹簧圈进行栓塞（图2.82），弹簧圈可加速静脉内血栓形成，弹簧圈直径需比左卵巢静脉直径稍大1～2mm，以免弹簧圈移位随血流进入肺动脉，导致肺动脉栓塞。

必要时硬化栓塞完全左侧静脉丛主干及卵巢静脉后，以同样方法栓塞右侧静脉丛主干及右侧卵巢静脉。如合并有左髂静脉压迫综合征和胡桃夹综合征可行球囊扩张成型术和支架植入术。

4）并发症

介入聚桂醇泡沫硬化治疗盆腔淤血综合征并发症较少，除穿刺插管引起的并发症外，可以有一过性腹痛和过敏反应等，深静脉血栓形成罕见。

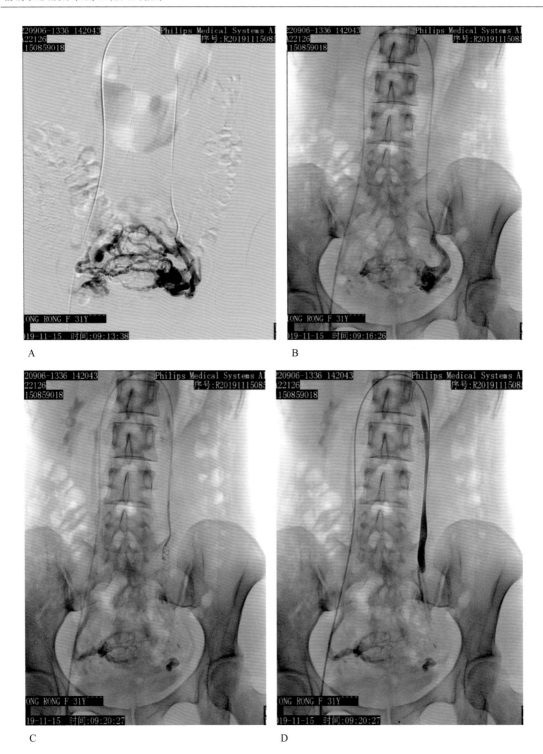

A. 术前造影；B. 注入聚桂醇泡沫硬化剂

图 2.82　腔内介入治疗
A. 术前造影；B. 注入聚桂醇泡沫硬化剂；C. 置入弹簧圈加强栓塞；D. 再次造影示卵巢静脉闭塞。

5）疗效评估

盆腔静脉非常丰富，发生盆腔淤血综合征时很难根治。介入治疗具有创伤小和可重复治疗的优点，可以在保留脏器的同时很好地控制症状。本手术方式对后期需要外科手术的患者也不会增加手术难度。

1993年，Edwards首先报道卵巢静脉栓塞术治疗PCS。由于栓塞治疗效果确切，总治愈率40%～100%，复发率低于8%，且创伤小、发症少，而且激素水平没有明显改变，月经周期和生育不受影响，近年来介入治疗PCS得到广泛应用。同时聚桂醇泡沫硬化剂因其价廉、易用的特点受到广泛应用，在硬化治疗盆腔淤血综合征上也取得令人满意效果。泡沫硬化剂不同于传统意义的液体硬化剂，它由液体硬化剂和气体按照一定比例混合而成，由微泡沫组成。这种新型的硬化剂的优势在于：泡沫硬化剂因有独特的物理特性，其空泡作用使硬化剂分子与血管壁接触表面积加大，表面的硬化剂分子浓度保持稳定；另外泡沫易在血管内形成滞留，能够作为一个整体进入血管内且保持一定时间，且发生PCS时卵巢静脉血流更为缓慢，其"可控性"相对更强。在治疗中嘱患者瞬间憋气可减少硬化剂的无效流散，因而并发症也比较少。Reginald等报道卵巢静脉栓塞技术成功率96%～100%，卵巢静脉栓塞后有效率75%～100%。

总之，经导管卵巢曲张静脉内注入聚桂醇泡沫硬化剂，可明显改善盆腔淤血综合征相关症状，手术创伤小、并发症少、效果确切。

参 考 文 献

［1］孟令惠，李树青，王桂英. 盆腔静脉淤血综合征的MRI表现［J］. 实用放射学杂志，2013，29（10）：1624-1626.

［2］童杰，沙玉成，邬玮. 腹腔镜下行子宫圆韧带缩短术治疗盆腔淤血综合征69例［J］. 安徽医学，2014，35（7）：957-959.

［3］范俊萍，韩萍，杜丹. 经阴道彩色多普勒超声在诊断静脉瘀血综合征中的应用［J］. 中国实用医刊，2012，39（1）：118-119.

［4］PHILLIPS D，DEIPOLYI AR，HESKETH RL，et al. Pelvic congestion syndrome：etiology of pain，diagnosis and clinical manage-ment［J］. J Vasc Interv Radiol，2014，25（5）：725-733.

［5］梁军，杨延军，赵雪静. 盆腔淤血综合征CT漏诊1例［J］. 实用放射学杂志，2016，32（3）：491-492.

［6］丁卫红. 盆腔瘀血综合征的诊治进展［J］. 河北医药，2012，34（17）：2670-2672.

［7］SIMSEK M，BURAK F，TASKIN O. Effects of micronized purified flavonoid fraction（Daflon）on pelvic pain in women with laparoscopically diagnosed pelvic congestion syndrome：a randomized crossover trial［J］. Clin Exp Obstet Gynecol，2007，34（2）：96-103.

［8］何若英，郭真真，李红，等. 经卵巢静脉栓塞介入联合中药治疗盆腔淤血综合征［J］. 广州医学院学报，2011，39（3）：72-74.

［9］GANESHAN A，UPPONI S，LYE-QUEN H，et al. Chronic pelvic pain due to pelvic congestion syndrome：The role of diagnostic and interventional radiology［J］. Cardiovasc Intervent Radiol，2007，30（6）：1105-1111.

［10］杜昕，张敏宏，刘小平，等. 经股静脉入路泡沫硬化剂治疗卵巢静脉曲张的中远期效果观察：附30例报告［J］. 中华血管外科杂志，2016，1（1）：37-39.

静脉畸形聚桂醇硬化治疗术

郭　磊

（山东大学齐鲁儿童医院·济南市儿童医院血管瘤科&介入医学科）

一、概　　述

　　静脉畸形以往又称为海绵状血管瘤，是最常见的低流速血管畸形，发病率为 $1:5\,000 \sim 1:10\,000$，无明显性别差异，好发于头颈部，主要由静脉系统胚胎发育期间不同阶段发育停滞所致。静脉畸形的血管构型具有多样性，包括单发、多发和弥漫性病变，多数出生即可发现，与身体成比例生长，逐渐发展。其表面多呈青紫色，突出或不突出皮面，体位试验阳性。

　　静脉畸形的治疗方法包括硬化治疗、手术切除、激光治疗、冷冻治疗、电化学治疗等。手术切除因出血多、损伤大、难以彻底切除等弊端，多用于硬化治疗效果不佳或存在继发畸形的病例。目前，聚桂醇硬化剂治疗是静脉畸形的首选治疗方法。

二、临床要点

　　1. 病因

　　静脉畸形的发病机制尚不清楚。已有研究显示 *TIE2*、*PIK3CA*、*MAP3K3* 等基因的体细胞突变导致静脉畸形的发生。*TIE2* 突变位于细胞内酪氨酸激酶中、激酶插入点或羧基末端尾部，导致氨基酸取代或产生 C 末端过早终止密码子。在不存在配体的情况下，可诱导 TIE2 受体磷酸化。*PIK3CA* 突变形式的过表达也可激活 AKT 并破坏特征性的 EC 单层形态，导致细胞外基质纤维连接蛋白缺失，*ANGPT2* 和 *PDGF-B* 表达下调。

　　2. 病理生理

　　根据病理特点，静脉畸形由扩张迂曲的静脉窦腔组成，血窦大小形状不一，状如海绵结构，内衬扁平的薄层内皮细胞层，管壁血管平滑肌细胞稀少，排列不规则。当窦腔内有血栓形成并凝固钙化时，可形成静脉石。

　　3. 临床表现

　　静脉畸形出生时即有，随年龄生长逐渐进展。就诊时的主要症状是局部组织肿胀变形、疼痛、出血等。头颈部静脉畸形可发生于皮肤、口腔黏膜、肌肉、间隙、颌骨及呼吸道起始部等，引起明显的外观畸形、出血，甚至语言、呼吸等功能障碍。四肢的静脉畸形多因局部肿物、疼痛、肢体功能障碍就诊。VMs查体所见主要是体表淡蓝色质软肿物，触诊皮温正常、无搏动感，具有可压缩性，听诊无杂音，体位试验阳性。病变内血流动力学变化，可引起局部血管内凝血障碍、静脉石形成，触诊时可引发或加剧疼痛，扪及质韧结节（图2.83）。

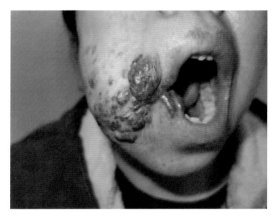

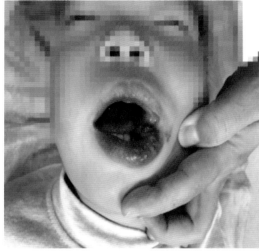

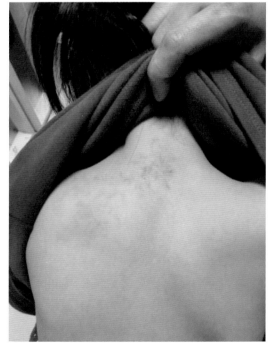

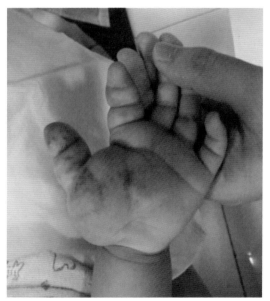

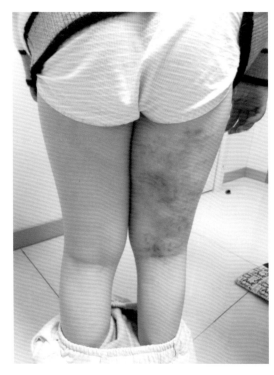
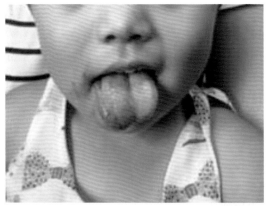
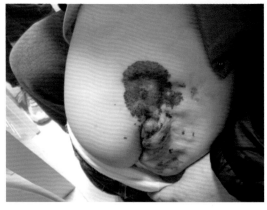

图 2.83　静脉畸形的临床表现

4. 临床分类及分型

Puig分型是目前应用最广泛的分型方法，依据静脉造影将静脉畸形分为4型，对于病变认识与治疗，尤其是硬化治疗具有重要指导意义。对Ⅰ型、Ⅱ型病变，硬化治疗可以获得比较好的临床效果，并发症轻微；Ⅲ型、Ⅳ型由于回流静脉流速快，硬化剂会快速进入体循环，单纯硬化治疗病变往往效果不佳，需要降低回流静脉流速后再行硬化治疗，才会获得满意效果。

Ⅰ型：孤立畸形静脉团，无引流静脉；

Ⅱ型：畸形静脉团流入正常静脉；

Ⅲ型：畸形静脉团引流入发育异常的静脉；

Ⅳ型：发育不良的静脉扩张。

5. 临床诊断

根据静脉畸形临床表现，对于一些表浅病变的诊断并不困难。但是，应该注意静脉畸形与先天性血管瘤、婴幼儿血管瘤、淋巴管畸形、动静脉畸形以及肿瘤的鉴别诊断。而对于部位深在的病变，诊断具有挑战性。往往需要借助穿刺检查或影像学手段（X线、超声、MRI等）辅助诊断。

（1）穿刺检查：血窦内含静脉血，经瘤体穿刺可抽到回血，但不能鉴别丰富血供的其他来源肿瘤，临床价值低，应用较少。

（2）超声：超声安全、无创、经济、可靠，建议作为首选筛查检查。静脉畸形超声影像学表现为可压缩的低回声病变，少数表现为等回声或高回声病变。当有静脉石存在时超声下亦可见强回声团伴后方声影。

（3）X线平片：病变累及骨质时可用于确定瘤体范围及骨质的变化；可确认静脉畸形腔内钙化灶及静脉石（图2.84）。

（4）磁共振成像（MRI）：MRI是评估静脉畸形范围、辅助制订治疗方案及预后评价的首选影像学检查手段。静脉畸形在T_1加权像呈低信号或等信号，如果病变混杂有脂肪、亚急性出血或钙化，则可有明亮信号区。T_2像加权压脂序列，是诊断静脉畸形的最佳选择，表现为均匀高信号团块影，且与正常组织界限清晰，能够准确显示病变范围及与周围软组织的关系。静脉石表现为T_1加权像及加权像上的低信号区（图2.84）。

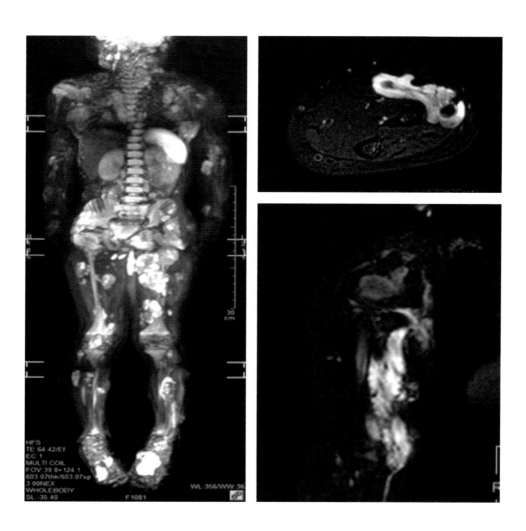

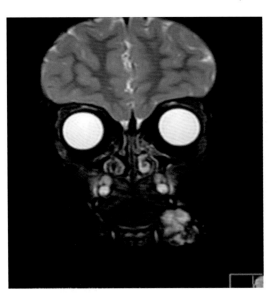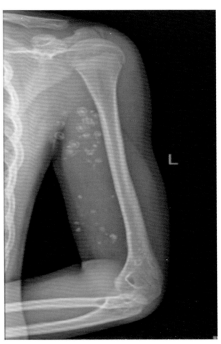

图 2.84　静脉畸形 MRI–T_2 加权像表现及静脉石 X 线成像

三、硬化治疗

1. 历史及原理

1840 年首次报道了无水乙醇作为液体硬化剂治疗血管疾病。但传统液体硬化剂易被血液稀释及液体的层流现象使药物与血管内壁接触不完全，导致分布不均，而且难以检测治疗过程，使操作较难控制。此后，Orbach（1944 年）首先报道硬化剂的"空气阻滞术"治疗静脉曲张，这就是最早概念的泡沫硬化剂。Cabrera 等首次报道泡沫硬化疗法治疗静脉畸形，疗效显著。2008 年 Yamaki 等研究发现泡沫硬化剂治疗静脉畸形复发率低，且疗效高于使用液体硬化剂。2013 年，泡沫硬化剂治疗血管性疾病临床指南推出，并证实泡沫硬化疗法对静脉畸形效果卓越。2014 年 van der Vleuten 等对比了静脉畸形的 8 种治疗方法，认为泡沫硬化剂治疗静脉畸形较为合适。聚桂醇治疗静脉畸形的原理是通过化学刺激造成局部血管内皮损伤，进而发生血栓、内皮剥脱和胶原纤维皱缩，使血管闭塞最终转化为纤维条索。

2. 病例选择

手术适应证：①单独使用可用于体积较小、位置浅表的 I 型、II 型静脉畸形；②III 型、IV 型静脉畸形的辅助治疗。

手术禁忌证：①动脉畸形或动静脉瘘；②局部炎症破溃；③有硬化剂过敏史，既往硬化治疗后出现功能障碍；④卵圆孔未闭；⑤深静脉血栓形成（DVT）或因妊娠等因素致血液呈高凝状态；⑥患者合并全身多种疾病，如心脑血管疾病、糖尿病微血管病变、呼吸功能障碍、肝肾衰竭、精神障碍无法完成治疗。

3. 器械、人员要求及术前准备

（1）术前谈话：①告知患者手术获益和预后情况；②告知患者术后注意事项和随访内容。

（2）术前准备：①常规完善术前实验室检查，详细检查肝肾功能及出凝血时间。②术前完成病变部位超声及 MRI，评估病变范围及与周围组织关系，是否存在潜在危险交通支及引流静脉发育情况。四肢病变需全面的深、浅静脉超声检查。了解深静脉是否通畅、是否存在反流，探查浅静脉和交通支静脉的分布、走行，彩色多普勒超声观察血流通畅情况和反流频谱。③推荐术前在彩色多普勒超声监测下标记病变范围，提示病变深度及引流静脉。推荐术者掌握超声技术。④穿刺部位清洗干净，减少局部感染机会。患者术前禁饮食，术前30分钟放置好留置针并进行补液支持。⑤病变位于舌根、咽旁及软腭咽峡区者，治疗前应该对患者呼吸道情况进行充分评估，术后有可能因组织肿胀引起呼吸困难患者，术前需行气管切开。⑥存在局限性血管内凝血、病变范围广泛或多发病变者，治疗前2周可给予100U/kg 低分子肝素，以预防凝血障碍发生。

（3）环境及设备准备：治疗建议在 DSA 手术室进行，室温为25℃，保温设施。一般需 DSA 一台，超声设备一台，机房内配备中心供氧、负压吸引和多功能监护仪等设备。

（4）物品准备：消毒手术器械包；4F 血管鞘；4F Cobra 导管；造影剂；4.5G 头皮针；2.5ml 螺口注射器；2ml 平口注射器；三通；CO_2 气罐；聚桂醇注射液；肝素；输液器；弹力绷带。

（5）人员配备：参与介入治疗工作人员配置为5名，其中熟悉 DSA 机操作的技师1名，介入医师2名，护士1名及麻醉医师1名。

4. 麻醉方式选择

对于病变部位局限、依从性好的患者推荐局部浸润麻醉，亦可选择全身麻醉或者硬膜外麻醉。儿科介入手术的年龄范围包括早产儿到青年人群。不同阶段患儿的生理与心理都不同，尤其是低年龄、低体重患儿在介入治疗的镇静与麻醉实施过程中需要对其生理与心理充分了解，按照安全、简单、熟悉、有效的原则选择合适的镇静与麻醉技术，保障患儿术中生命安全。

5. 手术步骤

（1）聚桂醇硬化剂配制：根据 Tessari 技术用2支 2.5ml 螺口注射器。1支抽取1%聚桂醇注射液 0.5ml，另1支抽取 2ml CO_2。2支 2.5ml 螺口注射器端口与三通开关连接，角度呈90°，快速来回推送2支注射器内药液20次，使液体湍流而形成泡沫硬化剂。每次聚桂醇注射量不超过 2ml/kg（图2.85）。

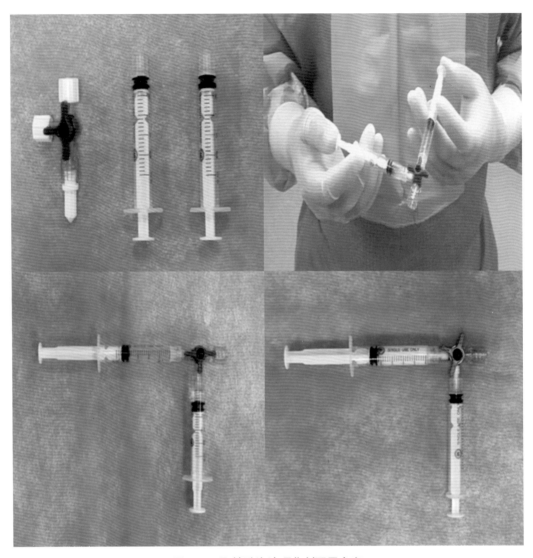

图2.85　聚桂醇泡沫硬化剂配置方案

（2）治疗方法：所有患儿硬化治疗均在DSA设备引导下进行。麻醉或镇静后，常规消毒术区，采用4.5G头皮针穿刺病灶，穿刺后回抽见静脉血，后进行造影确定静脉畸形瘤巢显示代表穿刺成功。通过静脉造影来判断瘤巢的形态、范围及引流静脉回流情况。在路径模式下注入聚桂醇泡沫，直至泡沫硬化剂充满静脉畸形瘤巢及引流静脉后注射结束（图2.86）。

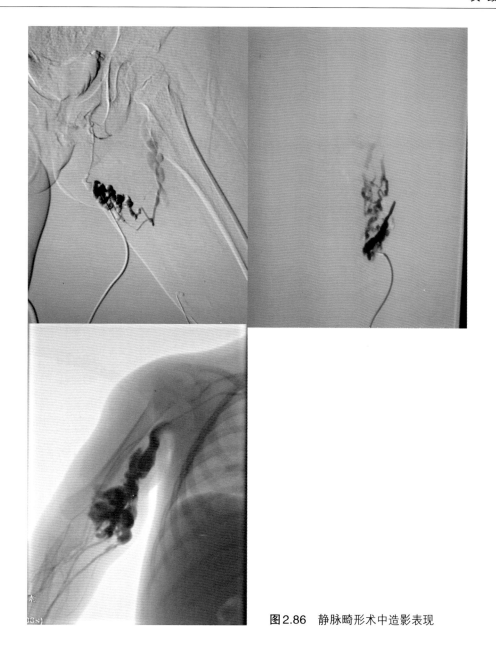

图2.86 静脉畸形术中造影表现

（3）注意事项：①开放静脉通路是必要的，便于处理术中、术后可能出现的过敏反应及并发症。②术中穿刺病灶时建议在透视或超声导引下进行治疗操作。③对于流速较快或回流静脉粗大的浅表性病灶，可采用指压法暂时性闭塞回流静脉，避免硬化剂快速进入回流静脉而影响效果。④若病变张力较高或存在潜在危险交通支时，推荐采用"双针"技术，第2针可引流出过量注射的硬化剂，避免过度充盈病变，同时释放病变内压力。⑤治疗结束后穿刺部位及病变可以适度加压，避免硬化剂渗漏同时加强药物与血管壁贴合度，提高疗效。⑥四肢病变可考虑治疗后患肢抬高。⑦Ⅲ型、Ⅳ型静脉畸形病变回流静脉流速较快，单纯聚桂醇硬化治疗往往效果不佳；同时，由于硬化剂伴随回流静脉快速回流至体循环，易导致硬化剂诱发的全身并发症，如肺动脉压力升高、急性肝肾功能损伤等。因此，针对这两型病变的回流静脉进行栓塞，如弹簧圈等，降低静脉回流速度后再行硬化，会提高治疗效果，降低并发症发生。⑧术中须注意操作者及患者射线防护，尽可能选择短时间低剂量放射操作。

6. 术后处理

（1）常规处理：所有患者术后进行心电监护、禁饮食4h，密切检测患者变化，观察并记录术后不良反应，如发热、皮肤肿胀、破溃、消化道反应、出血、周围正常组织器官功能异常等，其重大并发症为永久神经损伤、脑栓塞及死亡等。一般无须行静脉补液等治疗。大剂量使用聚桂醇患者术后需监测血压、尿量，经静脉给予平衡液、碳酸氢钠碱化尿液，预防血红蛋白尿引起的急性肾衰竭，以降低潜在的急性肾损伤发生率和硬化剂对全身的影响。

（2）预后随访及疗效评价：术后1个月、3个月、6个月及1年门诊随访。疗效评估主要基于患儿的临床表现与MRI检查。疗效判断标准如下：①治愈：介入治疗后临床症状完全消失，表面颜色正常，随访后病变无复发；②基本缓解：病灶基本消失（缩小80%以上），无功能障碍，皮肤无或有轻度色素沉着，需再次治疗；③有效：瘤体显著缩小且小于80%，并且需要再次治疗；④无效：瘤灶变化不明显或瘤体继续增大。

根据现有研究显示，聚桂醇硬化剂治疗低流速静脉畸形总有效率为95.5%～100%。王亮等报道了26例静脉畸形患儿共进行72次硬化治疗，平均2.77次/例（1～4次/例）。所有患儿临床症状均有不同程度缓解，其中治愈4例、基本缓解20例、有效2例、无效0例，总有效率100%。对于高回流型静脉畸形患者研究显示单纯聚桂醇治疗的有效率约75%，联合无水乙醇可提高治疗总有效率，减少不良反应，其效率可达92.5%。

对于临床症状部分缓解、MRI示病灶残留＞10%，或症状稳定后再次复发者，则需再次介入治疗，治疗间隔1～3个月。治疗终点：①临床症状消失且影像学检查显示病灶残留＜10%；②序贯治疗3次及以上，症状无缓解或加重；③患者家长放弃治疗。

7. 并发症及处理

（1）局部瘤体肿胀：这是术后早期最常见的并发症，无不适可不予处理。如伴疼痛（疼痛评分＞3分），予以止痛对症处理。如肿胀伴明显疼痛则予以地塞米松0.1～0.2mg/kg静脉滴注，同时予以低分子右旋糖酐或前列地尔静脉滴注改善微循环。肢体末端病变术后可因组织液渗出出现张力性水泡须避免皮肤破损、感染。

（2）硬化后综合征：恶心、呕吐、发热等，予以对症处理。

四、结　语

静脉畸形是由于静脉血管发育不良，由多发未发育成熟的静脉小通道组成，早期多无症状，仅表现为蓝色质软肿物。在MRI T_2加权像上表现为中等信号强度的团块，对于诊断和评估静脉畸形具有重要意义。直接穿刺静脉造影是诊断静脉畸形的金标准，可以评估静脉畸形的形态和血流特征。原则上，应依据病变部位、大小，结合病变所处的自然发展阶段为患者制订个体化治疗方案。因手术治疗可能造成的损毁性不良后果且易复发等缺陷，目前仅用于综合治疗一个阶段的治疗方法而应用，主要用于改善外观、恢复功能、减轻或消除疼痛。

静脉畸形治疗时机的选择仍然是目前讨论的热门话题，尚缺乏大数据病例长时间随访对照临床试验。依据 Hassanein 等发现的静脉畸形自然病程，青少年时期为病变进展较快时段，儿童期以及婴幼儿期进展缓慢，因此在疾病快速进展前的早发现早治疗，就可以把静脉畸形带来的不良影响控制在最轻的程度。但亦有学者认为若病灶处于缓慢生长或静止期，则可以实现"带瘤生活"。

硬化治疗是目前治疗静脉畸形的首选方法，特别是在 DSA 的引导下，可以更清楚观察病变的大小、范围和引流情况，避免硬化剂的外溢，大大减少治疗次数和并发症的发生。聚桂醇硬化治疗静脉畸形的原理是通过化学刺激造成局部血管内皮损伤，进而发生血栓、内皮剥脱和胶原纤维皱缩，使血管闭塞最终转化为纤维条索，从而达到祛除病变的效果。硬化治疗前局部血管内造影有利于医师判断分型，从而指导临床用药、评估预后。Ⅰ、Ⅱ型静脉畸形单纯聚桂醇注射后可与畸形血管壁充分作用，疗效较优；Ⅲ、Ⅳ型静脉畸形内血流速度较快，聚桂醇硬化剂与血管壁接触时间短，需使用弹簧圈或胶体降低流速后再辅以聚桂醇泡沫注射。

参 考 文 献

［1］SERONT E，VIKKULA M，BOON LM. Venous Malformations of the Head and Neck ［J］. Otolaryngol Clin North Am，2018，51（1）：173−184.

［2］CASTEL P，CARMONA FJ，GREGO-BESSA J，et al. Somatic PIK3CA mutations as a driver of sporadic venous malformations. Sci Transl Med，2016，8（332）：332ra42.

［3］COUTO JA，VIVERO MP，KOZAKEWICH HP，et al. A somatic MAP3K3 mutation is associated with verrucous venous malformation ［J］. Am J Hum Genet，2015，96（3）：480−486.

［4］LIMAYE N，WOUTERS V，UEBELHOER M，et al. Somatic mutations in angiopoietin receptor gene TEK cause solitary and multiple sporadic venous malformations ［J］. Nat Genet，2009，41（1）：118−124.

［5］中华医学会整形外科分会血管瘤和脉管畸形学组. 血管瘤和脉管畸形的诊断及治疗指南（2019版）.

［6］王德明，苏立新，范新东. 静脉畸形中国专家共识 ［J］. 介入放射学杂志，2019，28（4）：7−11.

［7］宋丹，郭磊，李静，等. DSA引导下经皮硬化术治疗儿童唇部低流速静脉畸形的疗效和安全性分析 ［J］. 医学影像学杂志，2019，29（10）：1682−1685.

［8］YAMAKI T，NOZAKI M，SAKURAI H，et al. Prospective randomized efficacy of ultrasound-guided foam sclerotherapy compared with ultrasound-guided liquid sclerotherapy in the treatment of symptomatic venous malformations ［J］. J Vasc Surg，2008，47（3）：578−584.

［9］SONG D，GUO L，SHENG H，et al. DSA-guided percutaneous sclerotherapy for children with oropharyngeal low-flow venous malformation ［J］. Exp Ther Med，2020，19（5）：3405−3410. doi：10.3892/etm.2020.8581.Epub 2020 Mar 6.PMID：32266040；PMCID：PMC7132246.

［10］王亮，吴长华，宋丹，等. 聚多卡醇泡沫硬化剂联合平阳霉素在学龄前儿童舌静脉畸形治疗中的应用 ［J］. 组织工程与重建外科杂志，2020，16（3）：182−185. ISTIC，2020.

［11］李海波，张靖，周少毅，等. DSA引导下泡沫硬化剂治疗儿童静脉畸形的临床观察 ［J］. 介入放射学杂志，2013，22（9）：738−741.

［12］SONG D，WU C，GUO L，et al. Efficacy and safety of DSA-guided percutaneous sclerotherapy for venous malformations of penile region in children［J］. J Pediatr Surg，2021，56（3）：601-604. doi：10.1016/j.jpedsurg.2020.07.020.Epub 2020 Jul 28.PMID：32854923.

［13］胡丽，陈辉，林晓曦. 静脉畸形的泡沫硬化疗法进展［J］. 中华整形外科杂志，2016，32（2）：155-157.

［14］廖华胜，李嘉朋. 无水乙醇结合聚桂醇泡沫硬化剂治疗口腔颌面部高回流型静脉畸形的临床疗效研究［J］. 临床医学工程，2020，v. 27；No. 261（11）：13-14.

［15］张玥. 超声引导下聚桂醇泡沫硬化治疗静脉畸形的效果观察［J］. 影像研究与医学应用，2019，3（11）：167-168.

婴幼儿血管瘤及Klippel-Trenaunay综合征聚桂醇硬化治疗术

狄 奇

（河南省儿童医院介入血管瘤科）

近年来，随着医疗技术逐渐进步以及对于血管瘤及Klippel-Trenaunay综合征（KTS）病因与发病机制的探索了解，婴幼儿血管瘤及KTS的治疗理念已逐渐转变，治疗上更可根据不同病情采取个体化制订治疗方案，提供安全、有效的医疗服务。

相比于治疗，临床上能正确诊断婴幼儿血管瘤、KTS更为重要。我们知道既往旧有的分类方法将血管瘤分类为草莓状血管瘤、海绵状血管瘤、毛细血管瘤等，但随着血管瘤研究的逐渐深入，越来越多临床研究报道证明其分类上存在明显的错误，多数海绵状血管瘤为静脉畸形或合并有静脉畸形，甚至表现为复杂的血管畸形，在生物学分类上已不属于血管瘤范畴。与血管瘤相比，KTS无论是疾病的发生、发展、病程及转归都截然不同，故治疗原则及方式的选择也相差甚远。临床医护人员应淘汰旧有的分类，了解并更新分类方法，也应了解为何不宜使用原有的分类方式，这样不仅可避免错误的诊断，更可避免某些过度治疗甚至不当治疗带来的不良反应及后遗症。

婴幼儿血管瘤

一、概　　述

婴幼儿血管瘤（infantile hemangioma，IH）是儿童常见具有血管内皮细胞异常增殖为特征的良性肿瘤，一般在出生后1～2周出现。婴儿出生后前3个月为快速增生期，可见瘤体范围增大较迅速、颜色鲜红、伴或不伴隆起，并有皮温增高。出生后3～8个月为慢速增生期，瘤体增大的速度较前3个月缓慢，出生后8～12个月多数血管瘤进入稳定期停止生长。绝大部分的IH 1岁后逐渐消退，大部分消退期为3～5年，甚至更长。IH的自然消退率可达90%以上。虽然IH大多可自行消退，但部分发展迅速，可出现感染、溃疡、坏死、出血，继发畸形、功能障碍等，使得患儿急需治疗。IH在新生儿中的发病率是2%～3%。

二、临床表现

根据病灶位于不同深浅部位，将血管瘤分为浅表血管瘤、混合型血管瘤、深部血管瘤。

（1）浅表血管瘤：病灶位于乳头真皮层的血管瘤（图2.87）。

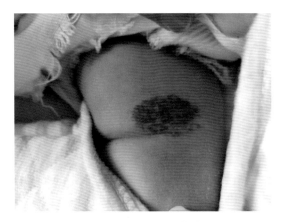

图2.87　右大腿血管瘤

右大腿见红色肿物，质软，境界清楚，无压痛，肿物表面皮温增高。

（2）深部血管瘤：病灶位于网状真皮层或皮下组织的血管瘤（图2.88）。

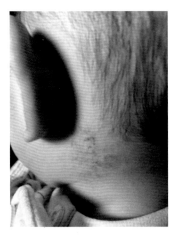

图2.88　左耳后部血管瘤

左耳后部较对侧肿胀，可触及质软肿物，境界欠清，
无压痛，肿物表面皮温增高，无破溃。

（3）混合型血管瘤：包含浅表血管瘤及深部血管瘤二者并存的血管瘤（图2.89）。

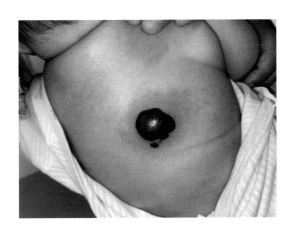

图2.89　背部血管瘤
背部可触及质软肿物，红色，境界欠清，无压痛，肿物表面皮温增高，无破溃。

三、影像学检查及诊断

超声检查是临床最主要的诊断和治疗预后评价的手段，可以评价血管瘤的血流丰富程度。血管瘤在超声常常表现为低回声光团，增殖期血流信号丰富，边界尚清，内回声相对均匀。CT检查临床上使用较少，常表现软组织占位，强化明显；对于血管瘤压迫骨质，诊断骨质破坏程度有较大价值。磁共振检查（MRI）主要用于明确临床诊断，评估病变的范围，以及确定手术切除的可行性。血管瘤的T_1WI呈等信号，T_2WI呈高信号，其内见多发流空信号，边界清楚，增强扫描后病灶多明显均匀强化。DSA造影检查仅仅用于栓塞治疗时，不是常规诊断方法，常表现为明显造影剂染色的肿瘤占位，增粗的肿瘤供血动脉。

对于病史询问、影像学诊断后仍然存在疑问的病例，组织活检有助于诊断不典型的血管瘤。IH病理表现送检肿物组织镜下见大量毛细血管，小叶内可见扩张薄壁的供养血管。最重要的鉴别诊断就是免疫组化，葡萄糖转运蛋白-1染色阳性。葡萄糖转运蛋白-1在其他类型血管瘤或血管畸形都不表达。

四、聚桂醇硬化治疗技术

1. 原理

硬化治疗的原理是将药物注入血管瘤瘤体组织中，引起无菌性炎症，肿胀消失后出现局部纤维化反应，使血管瘤、血管腔缩小或闭塞。聚桂醇是现在最新型血管瘤治疗药物。

硬化剂注入靶血管，迅速损伤血管内皮细胞，使作用部位的纤维蛋白、血小板、红细胞聚集、沉积，形成血栓，阻塞血管；同时，由于药品的化学作用，使血管内膜产生无菌性炎症，纤维细胞增生，管腔闭塞，引起靶血管损伤，血栓纤维化，使其逐渐吸收缩小至消失。

2．用物的准备

洗手（七步洗手法）按医嘱备药、治疗盘、一次性治疗巾、适宜的注射器及针头、消毒液（安尔碘或安多福）、瓶口贴、棉签、手消液、污物缸（污物桶）、锐器盒、记录单、胶带、治疗车。

3．方法

（1）注射治疗前谈话，填写知情同意书。

（2）完善检查（血常规、凝血功能、头面部行B超检查以排除颅内肿瘤或血管畸形）。

（3）配制聚桂醇液1～3ml。

（4）固定皮损，从瘤体边缘直接注入瘤体间质，回抽无血后缓慢多方向推药，较大特殊瘤体可选择多点注射，其中注射用量视年龄、部位、瘤体大小而具体不同，一般0.5～3.0ml不等。

（5）至瘤体表面肿胀到苍白为度，迅速退针，棉球压迫3～5分钟，防药液外渗。

（6）间隔为1～2周，重复注射，一般注射2～3次，最多不超过5次，随诊时间为6个月至2年。

4．疗效标准

（1）痊愈：瘤体消失，外形正常或仅残留少许硬结；

（2）显效：缩小50%以上；

（3）有效：缩小30%以上；

（4）无效：瘤体无变化或继续增大。

5．终止治疗或换用其他疗法的情况

（1）局部皮肤严重萎缩；

（2）瘤体在特殊部位；

（3）出现过敏等副反应；

（4）局部出现溃烂等。

Klippel-Trenaunay综合征

一、概　　述

Klippel-Trenaunay综合征（KTS）是一种先天性合并有软组织或骨骼过度生长的复杂的脉管畸形，曾被称为先天性静脉畸形肢体肥大综合征或先天性静脉畸形骨肥大综合征。两名法国医生 Klippel 和 Trenaunay 在1900年首次报道本病，描述其典型临床特征为三联症：①微静脉畸形（葡萄酒色斑）；②非典型性侧支静脉曲张；③软组织和骨骼增生肥大。然而由于时代局限性，Klippel 和 Trenaunay 未能识别出病变中同时存在淋巴管畸形和淋巴水肿。起初人们认为这是一种罕见疾病，实际上本病并不少见，只是当时未引起大家的注意而已。

为了避免命名造成的混乱，国际脉管疾病协会（International Society for the Study of Vascular Anomalies，ISSVA）已将KTS命名为毛细血管－淋巴管－静脉畸形（capillary-lymphatic-venous malformation，CLVM），认为它的临床特点为低流速畸形。

二、临床表现

KTS的病因目前仍未明确。根据临床征象、客观检查和组织学观察，胎儿期中胚层发育异常已被众多学者接受。

KTS发病无性别、种族差异。病人肢体的临床表现是多变的，其典型表现为三联症：①微静脉畸形；②非典型性侧支静脉曲张；③软组织和骨骼增生肥大。一般在出生时即可发现不同程度毛细血管－静脉－淋巴管畸形，但出现明显症状的时间较晚，75%的患者在10岁前出现症状，少数到中晚年才出现。绝大多数发生于下肢，上肢下肢同时受累大约为15%，85%为单侧病变。然而，也有不少的患者仅有肢体肥大或肢体过长而没有微静脉畸形和淋巴管畸形。受累侧和正常侧肢体长度差是相对恒定（图2.90）。

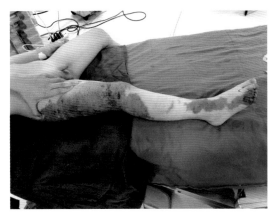

图2.90　KTS综合征患儿
右下肢粗大，皮肤表面可见大量血管结节、囊泡，囊泡常易出血。

三、影像学检查及诊断

在诊断KTS中应该重点评估畸形的类型、范围和严重程度，确定有无明显的动静脉分流。

（1）X线摄影：X线摄影可见肢体软组织及骨骼肥大、骨皮质增厚，同时能准确测量肢体长度差。

（2）静脉造影：静脉造影检查包括：①深静脉顺行造影：可显示深静脉病变的部位、范围、性质，判别狭窄性和闭塞性病变，少数患者表现为深静脉瓣膜发育不良或无瓣膜症；

②深静脉逆行造影：可了解深静脉因瓣膜功能不全所引起的血液倒流程度；③经皮腘静脉插管造影：凡顺行造影显示腘静脉通畅者，即可采用本检查方法，既可明确瓣膜功能不全所引起的血液倒流的范围和程度，又能对顺行造影是髂-股静脉显影不清者，进一步判别有无病变存在或病变情况；④经曲张浅静脉造影：可明确外侧畸形静脉注入深静脉的途径和部位。

（3）动脉造影或DSA检查：动脉造影或DSA检查主要了解有无动静脉瘘等病变。

（4）多普勒超声：了解浅静脉和深静脉系统是否开放、是否存在其他的异常（如发育不良、闭锁）；另外，多普勒扫描有助于确定静脉血栓。

（5）MRI和CT：MRI有利于评估区分KTS的病人肌肉、骨、脂肪和血管组织。MR血管造影术（MRA）不需要接受放射和肾脏毒性的造影剂，在增强扫描中能够得到在轴状、冠状、矢状位获得高分辨率的造影图片。淋巴管异常在MRI中有着有特点的表现，表现为淋巴管和淋巴结的缺失。高流速的瘘也能够被识别。

CT扫描能够提供高分辨率的三维成像，CT静脉成像能够提供良好的血管图像。肢体多点注射和使用止血带或绷带可以使深静脉显影，而且可以在乙醇硬化治疗前后，直接将造影剂打入畸形部位以观察治疗情况。

四、硬化治疗

KTS具有典型三联征：①微静脉畸形，即葡萄酒色斑；②非典型性侧支静脉曲张；③软组织和骨骼增生肥大，初步诊断较易。但是，KTS的治疗非常复杂，涉及遗传学评估、诊断试验、治疗计划的制定、并发症预防、患者及其家属的心理支持治疗。目前尚无特效方法，其主要的治疗方法为硬化治疗。激光可用于治疗局限性的葡萄酒色斑。在脉管畸形干预治疗前，对表浅静脉进行影像学检查，有助于更好地了解静脉解剖和深部静脉的血流情况。对表浅静脉和畸形静脉，可采用乙醇或泡沫硬化疗法、选择性静脉内热消融术及外科剥脱术、静脉切除术和内镜筋膜下交通静脉结扎术，偶尔也可行深部静脉重建术。术中使用止血带可减少出血，选择性使用下腔静脉过滤器可预防肺动脉栓塞的形成。因KTS累及多个器官，治疗这种复杂的畸形，需要多学科方法的联合。

KTS的硬化治疗主要包括病灶中静脉畸形、淋巴管畸形的聚桂醇硬化治疗。

（1）静脉畸形介入治疗：治疗原则是局部或经导管注入血管硬化剂类药物，其作用机制是使其内皮变性坏死，继而血栓形成，闭塞畸形血管腔。硬化剂主要用无水乙醇、聚桂醇等制作的泡沫硬化剂和平阳霉素碘油乳剂等。

（2）淋巴管畸形介入：治疗原则是穿刺针经皮穿刺病灶，缓慢抽出囊内液体，B型超声或DSA引导下经皮穿刺病灶，注入适量聚桂醇硬化剂。

手术的目的是提高功能和控制难治性感染或出血。许多儿童为了达到四肢完美外观而过度手术，然而其结果却加大了畸形。在治疗这些病人时需要遵循一句重要的格言：不能牺牲功能提高外观。

参 考 文 献

［1］王杞章，郑家伟. 口服普萘洛尔治疗婴幼儿增殖期血管瘤：英国儿科皮肤病学会共识及临床指南［J］. 中国口腔颌面外科杂志，2020，18（6）：74-78.

［2］接丽莉，白瑞雪，李晓冰，等. 局部外用噻吗洛尔治疗婴幼儿血管瘤的研究现状［J］. 中国临床药理学杂志，2019，35（4）：92-95.

［3］中华医学会整形外科分会血管瘤和脉管畸形学组. 血管瘤和脉管畸形的诊断及治疗指南（2019版）［J］. 组织工程与重建外科杂志，2019，15（5）：277-231.

［4］秦增辉，林晓曦，骆泉丰. 微创硬化治疗技术指南（2012版）［J］. 微创医学，2012，7（6）：573-581.

［5］何小兵，李海波，狄奇，等. 婴幼儿血管瘤基于β-受体阻滞剂的综合序贯治疗临床研究［J］. 中华介入放射学电子杂志，2020，8（2）：34-38.

［6］MULLIKEN JB，GLOWACKI J. Hemangiomas and vascular malformations in infants and children：a classication based on endothelial characteristics［J］. Plast Reconstr Surg，1982，69（3）：412-420.

［7］BASKERVILLE PA，ACKROYD JS，BROWSE NL. The etiology of the Klippel-Trenaunay syndrome［J］. Ann Surg，1985，202（5）：624-627.

［8］SERVELLE M. Klippel and Trenaunay's syndrome：768 operated cases［J］. Ann Surg，1985，201（3）：365-373.

［9］TASNADI G. Epidemiology and etiology of congenital vascular malformations［J］. Semin Vasc Surg，1993，6（4）：200.

［10］EIFERT S，VILLAVICENCIO L，KAO TG，et al. Prevalence of deep venous anomalies in congenital vascular malformations of venous predominance［J］. J Vasc Surg，2000，31（3）：462-471.